日本労働法学会誌122号

職場のメンタルヘルスと法
公務における「自律的労使関係制度」の確立の意義と課題
貧困と生活保障

日本労働法学会編
2013
法律文化社

目　　次

《特別講演》
私の研究遍歴——労働者の人格権をめぐって——……………… 角田　邦重　3

《シンポジウムⅠ》　職場のメンタルヘルスと法
シンポジウムの趣旨と総括………………………… 鎌田耕一・三柴丈典　15
使用者の健康配慮義務と労働者の
　メンタルヘルス情報……………………………………… 水島　郁子　23
メンタルヘルス不調者の処遇をめぐる法律問題……… 坂井　岳夫　32
　　——休職に関する法理の検討を中心に——
諸外国のメンタルヘルスと法……………………………… 三柴　丈典　42

《シンポジウムⅡ》　公務における「自律的労使関係制度」の確立の意義と課題
シンポジウムの趣旨と総括………………………………… 根本　　到　53
公務における自律的労使関係制度と議会統制………… 清水　　敏　59
公務員の労働基本権と勤務条件法定主義との
　調整のあり方……………………………………………… 岡田　俊宏　68
　　——国公労法案を素材にして——
公務員法における法律・条例事項と協約事項………… 下井　康史　77
　　——公法学の視点から——

《シンポジウムⅢ》　貧困と生活保障——労働法と社会保障法の新たな連携——
シンポジウムの趣旨と総括………………………………… 石田　　眞　89
〈報告要旨〉雇用と社会保障の新たな連携……………… 宮本　太郎　97
　　——日本型生活保障の解体をふまえて——

i

貧困と生活保障——労働法の視点から——……………… 島田　陽一　100
貧困と生活保障——社会保障法の観点から——…………… 菊池　馨実　109

《個別報告》
イギリスにおけるハラスメントからの保護法と
　その周辺動向……………………………………………… 滝原　啓允　121
　——職場における dignity の保護——
企業組織再編と労働関係の帰趨…………………………… 成田　史子　137
　——ドイツ法における実体規制・手続規制の分析——
平等な賃金支払いの法理…………………………………… 島田　裕子　151
　——ドイツにおける労働法上の平等取扱い原則を
　　手掛かりとして——

《回顧と展望》
違法な労働者派遣と黙示の労働契約の成否……………… 山本　陽大　167
　——マツダ防府工場事件・山口地判平25・3・13——
高年法上の継続雇用制度における再雇用拒否…………… 富永　晃一　177
　——津田電気計器事件・最一小判平24・11・29——
国家公務員による政治的文書配布行為についての
　政治的行為制限違反の成否……………………………… 川田　琢之　186
　——堀越事件・最二小判平24・12・7／
　　世田谷事件・最二小判平24・12・7——

《追悼》
久保敬治先生から教わったこと…………………………… 小嶌　典明　195

日本学術会議報告…………………………………………… 浅倉むつ子　201
日本労働法学会第125回大会記事………………………………………… 204
日本労働法学会第126回大会案内………………………………………… 211
日本労働法学会規約………………………………………………………… 212
SUMMARY……………………………………………………………… 215

《特別講演》
私の研究遍歴
――労働者の人格権をめぐって――

角 田 邦 重

《特別講演》

私の研究遍歴
―― 労働者の人格権をめぐって ――

角 田 邦 重

(中央大学名誉教授)

I　はじめに

　私は1941年生まれであるが、私というよりもわれわれの世代が直面してきた戦後労働法の問題とはどういうものであったのかを振り返り、そのなかでも新しい課題として自覚的に取り組んできた労働者の人格権をめぐる問題を取り上げることにしたい[1]。
　われわれが師事した世代[2]は、予備仕官や学徒動員など何らかの形で戦争に参加し、敗戦による価値観の大転換を身をもって体験するなかで、いわゆる戦後民主主義とその中心的担い手としての労働組合に熱い思いを抱きながら労働法の研究を開始した人たちであった。これに対し、高度成長の真只中で研究生活を始めたわれわれ世代は、労働組合のビヘイビアを期待と失望の相半ばする思いで観察しながら労働法に取り組んできたように思われる。

---

1) この特別講演の試みは、今のうちに話をしてもらわないとその機会が失われそうな人に話をしてもらうとの趣旨で始まった試みだと記憶している。私はまだその年齢ではないと思っていたが、昨年の春、突然倒れて1週間生死の境をさまよう経験をし、その後快方に向かったものの、次に倒れたら確実に死を覚悟しなければとの想いをもつようになったことから、柄にもなく引き受けたものである。最近はその記録を学会誌に掲載していると聞かされ、「労働者の人格権をめぐって」という副題を付けることにした。
2) 下井隆史＝保原喜志夫＝山口浩一郎『労働法再入門』（有斐閣、1977年）では、労働法研究の第2世代とされ、戦後労働法の創成期をともに生きた研究者で厚い層をなしている。この本の著者たちは、自分達を第2世代とは距離を置く第3世代と位置づけているが、われわれは第4世代とでもいえようか。

特別講演

　そろそろ第一線から退く年代にさしかかっているわれわれ世代が，研究生活の中でどういう問題に直面し，どういう問題意識をもって研究をしてきたのかを考えると，今の若い世代の人たち以上に，自分たちの生きている時代の労使関係の現実や変化を正面からとらえ，それを法解釈や法規範の中に取り込む方法論上の問題などに悩みをもちながら努力してきたように思われる。そこで，以下では，そういう観点から時代を振り返り，そのうえで比較的自分のテーマとして採り上げてきた労働者人格権という問題のこれまでとこれからについて考えてみたい。

II　われわれ世代の眼前で生じた時代の転換

1　高度成長の到来と労働運動の転換

　われわれが労働法の研究を始めた時代の転換という意味では，何といっても高度成長の到来とそれに伴う労働運動の転換であり，政治の世界から経済の世界へ，そして豊かな労働者の出現と職場抵抗型組合運動の弱体化が一番大きな出来事ではなかったかと思う。

　私は1961年に上京したが，九州の出身で，三井三池闘争が行われていた大牟田市に比較的近いところに住んでいたこともあり，報道される闘争の経過を身近に感じていた。上京したのは，郷里の弁護士の家で仕事の手伝いをしながら大学で勉強するためであったが，そのころは，その弁護士が三井鉱山側の弁護団を率いて三池争議に辣腕を振るっていたとは知る由もなかった。法律事務所の仕事の手伝いで裁判所に行く途中に日比谷公園を通ると，何千人という炭鉱労働者たちが地下で労働するときのキャップランプを着けたヘルメットをかぶり，雇用を守れという集会を開いたあと国会に向けてデモ行進をしているのに出会ったことがある。当時は十分な理解があったわけではないが，職場抵抗型三井三池闘争が終焉を迎えた後で，当時最強といわれた日本炭鉱労働組合が，炭鉱労働者の雇用を職の転換を含めて守れという政策転換闘争に転じた時代を象徴する現象だったと思う。

　エネルギー転換に伴う不可避のものであったが，この経験から労使・政府の

三者がそれなりの教訓を読み取ることになったと思う。すなわち、使用者は例えリストラや企業の縮小を余儀なくされる事態に立ち至っても、組合と真正面から敵対するのではなくて、事前の協議を通して妥協の可能性を探り、できるだけ解雇者を出さないようにする。労働組合は、抵抗運動よりも事前協議によって企業の決定にどう対応すべきかを考える、政府もまた、産業間の移動、職業転換を含めた雇用政策、今日いわれている労働市場流動化政策に舵を切って完全雇用政策を目指すというものである。そして当時は、幸い労働力不足の基調が続いたこともあり、政策はそれなりの成果を収めた。これがこの時代で起こった、労使転換の結果であったといってよいように思われる。

2　日本的雇用慣行の定着

二つ目に重要なのは日本的労使関係の定着で、1970年に日本を訪れたOECDの調査団が対日労働報告書の中で、いわゆる「日本的労使関係の三種の神器」といわれる特徴を指摘し、むしろ新技術導入の時代に適合的性格をもつものという評価を示した。終身雇用、年功制賃金、企業内労使関係がそれで、私たちの世代を含めて、それまでは遅れた日本的労使関係の表れだと見ていただけに驚きをもって迎えられたと思う。

私のドイツ留学中（1997年）、新聞印刷部門にコンピュータを導入するという技術革新の時代が世界的に始まっていた。ドイツでは印刷労働組合（IGDruck）のストライキによって全国的に新聞発行が止まってしまう事態が発生し、最終的な妥結は、コンピュータの操作を編集者に委ねるのでなく印刷工の責任とするといったものだったと記憶している。コンピュータの入力操作を職種として印刷工の手に残すということを意味している。

印刷工は、日本でも既に明治30年代の初めから、いわば知識労働者の組合として長い伝統をもっており、職種の消滅が強い抵抗に遇うのは当然というべきであった。しかし、わが国では朝日新聞の労使の事例でみるとストライキを経験することなしに40回、50回に及ぶ労使協議を経て、解雇者を出さない、印刷工の人たちは、教育訓練によって営業職や朝日新聞の本社の築地移転に伴う社屋ビルの管理、あるいは社会部記者といった職種転換を行うことで妥結すると

いう経過を見ている。OECD が指摘をした日本的労使関係の典型が，まさに起こっていたことが分かるが，5年ぐらいたってから職種転換後の印刷工の調査をしたところ，多くの人たちが「やっぱり自分には向かない」と辞めていたという。

3　裁判所のリベラル化

　三つ目に指摘をしたいのは，この時期の最高裁判所のリベラル化である。もっとも，あまり長くは続かず終焉を迎えるのだが。全逓（東京）中郵事件・最大判昭41・10・26刑集20巻8号901頁が，7年後に全農林警職法事件・最大判昭48・4・25刑集27巻4号547頁で覆されてしまったことに表れている。

　私は全逓中郵判決の頃，司法修習生だったが，当時の修習期間は2年間で，比較的ゆったりしていて，芦部信喜教授による「憲法訴訟」という贅沢な特別演習が開設されていた。日本の憲法裁判は，裁判の名に値しない，「基本的人権は公共の福祉の制限に服するのはやむを得ない」とまるで呪文のように一言いうだけで終わってしまい，みんな負けてしまう。しかし，裁判は，経験的事実をお互いにぶつけ合い立証責任を尽くして，そのうえで判断をするものでなければ裁判の名に値しないはず，芦部教授の主張の核心はそこにあった。

　全逓中郵判決は，基本的人権の制約に関する必要最小限原則の上に立って，ストライキによって国民生活に重大な障害をもたらすか，そのおそれがあるかによって判断すべきだという基準を立てることによって，ストライキの規模，部門などによって国民生活に対する影響に違いが出てきておかしくないといった，経験的な訴訟を可能にした。労働事件ではないものの，公務員の政治活動禁止の刑事罰規定を LRA 原則（他により制約の少ない手段を選択すべき）に従って違憲とした全逓猿払事件・旭川地判昭43・3・25下刑集10巻3号293頁も，同じ考え方を共有する時国康夫裁判官の手になるものであった。高度成長がさ

---

3) 参考までに，この時代のリベラルな判決をいくつか挙げると，公務員の争議権以外に，秋北バス事件・最大判昭43・12・25民集22巻13号3459頁，三井美唄労組事件・最大判昭43・12・4刑集22巻13号1425頁，林野庁白石営林署事件・最二小判昭48・3・2民集27巻2号191頁，国鉄郡山工場事件・最二小判昭48・3・2民集27巻2号210頁などが印象に残る。

まざまな権利主張に耳を傾ける寛容さを生み出したとしたら，その終焉は裁判所のリベラリズムからの転換をもたらしたと見ることができるが，個人的には，最高裁のリベラル化が労働法研究者の途へ私の背中を押したように思っている。

4 公務員労使関係の転換

公務員の労働運動は，民間の日本的労使関係と若干異なる過程をたどった。当時の国鉄や郵政省のマル生運動と称される生産性向上運動は，攻撃の矛先を組合の職場組織に向けて行われたが，職場抵抗型運動が健在だった組合の反撃に遇って挫折したからである[4]。驚いたことには，マル生運動の実態と労使の攻防の一端を，職場交渉の現場の一部が若い研究者にも公開され見聞する機会をもったことであった。国鉄当局が実におおらかだったというよりも，弱気に追い込まれていたからであろう。

しかし，労働組合もマル生運動を中止に追い込んで慢心したというべきか，実力行使によるストライキ権の回復を要求する空前のスト権スト（1975・11・26～12・3）[5]に失敗し，逆に202億円の損害賠償を請求される事態に追い込まれることになった。そして，これを最後に，大きなストライキは影を潜める冬の時代に転換することになった。

Ⅲ 労働者人格権の保障をめぐって

1 集団的紛争から個別紛争の時代へ

労使の集団的対抗関係が下火になり，それに替わって登場してきたのは，個人労働者一人ひとりが，直接，使用者（企業）と向き合うなかで生じる紛争であった。また，高度成長の時代は企業内労使協議をとおして解雇の回避や労働者の抱えるさまざまな職場内の問題解決に影響力を行使してきた組合の機能も低下し，場合によっては労働者の反対意見を抑えることで使用者の補完勢力に

---

[4] 闘争の全容は，国鉄労働組合編『国鉄マル生闘争資料集』（労働旬報社，1979年）に詳しい。
[5] 角田邦重「スト権スト」（ジュリ900号記念・法律事件百選，1988年，240頁）。

特別講演

堕しているとの批判もなされることとなった。

　集団的労働法の分野に多くの関心を注いでいた研究者の関心に変化が生じたのは，ある意味では当然であった。ちなみに日本労働法学会は過去に4回学会講座を出している。1回目の『労働法講座（旧講座）・全7巻』（有斐閣，1954～59年），『新労働法講座・全8巻』（有斐閣，1966～67年）までは，われわれの世代はまだ執筆に参加していない。『現代労働法講座・全15巻』（総合労働研究所，1980～85年）から登場し，『講座21世紀の労働法・全8巻』（有斐閣，2000年）では中心的メンバーとなっているが，この講座で割当てられた集団的・個別的労働法の巻数をみると，基礎理論や労働訴訟など両者にまたがるものを除けば，『現代講座』ではそれぞれ7（集団）：5（個別）になっているのに対し，『講座21世紀』では集団的労働法は僅か1巻に過ぎず，個別的労働法には6巻が割かれている。前者の分野に比べて，後者で新しいテーマが噴出しそれに対応する理論の開発が必要になったことを端的に表している。

2　生存権と集団主義的団結権の優位から個人の自由へ

(1)　生存権理念の見直し

　個別的労働法へのシフトと並んで，集団的労働法の中核を占める団結権のとらえ方について見直しが主張されるようになった。労働法研究者の第2世代が過剰な「団結権の神話」に寄りかかってきたという批判は，すでに第3世代を自認する『労働法再入門』[6]派からなされていたが，労働法学会の創立40周年を記念する大会で，それまで第2世代の理論を共有してきた人たちのなかから，団結権優位主義を正面から見直すべきだとの主張がなされたことは大きなインパクトを与えた[7]。あえて要約すれば，戦後の絶対的な貧困状態の時代は，生存権理念と労働組合の団結権によるその具体化はそれだけで多くの人たちに実感的な共感と理解を得ることができたが，高度成長期にそれなりに豊かを実感す

---

[6]　下井＝保原＝山口・前掲注2）の文献を参照。

[7]　日本労働法学会誌77号（総合労働研究所，1991年）掲載の諸論稿。なかでも西谷敏「団結権論の回顧と展望」（65頁），籾井常喜「労働法学に問われているもの―日本労働法学会40周年を迎えて」（151頁）。角田邦重「団結権と労働者個人の自由」（138頁）は，西谷報告へのコメントである。

るようになった国民の8割近い人たちが中流意識をもつようになり、個の意識や市民的感覚が強くなったことで、もはや集団優位型の団結の発想は現実的基盤を欠いている。これを踏まえれば、法的視点を「生存権から個人の尊厳へ」移行させ、団結権のとらえ方も「労働者個人の合意」に基づく団体・結社としてとらえることで、当然視されてきた団結の強制力も再検討すべきだというものである。

私自身は、そういう認識に共感はしながらも素直に同調することには躊躇を感じて今日に至っている。生存権理念の見直しの必要性が共感を呼んだ理由のひとつは、全逓中郵（東京）最高裁判決の「生存権は自由権と異なり、国家が国民の最低生活を配慮するという手段的権利であって、法律による生存権の制約は前国家的な基本権に比べて緩やかであっても構わない」というとらえ方への危機感にあったと思う。労働基本権を生存権理念で基礎付けてきた労働法学の主張が最高裁に足をすくわれたという認識である。しかし、もともと社会権の内容は、時代の変化とともに生成・展開していくものであって、生存権を最低経済生活の保障に矮小化する必要はない。もはや頼りにならないというのではなく、かっての生理的生存や経済的生存の国家による配慮という時代的制約を脱して労働者の人格と自由を内包する「人たるに値する生存の保障」[8]として理解されるべきだと考えるからである。

(2) 個人の自由の復権

二つ目は、「個人の自由」の強調に関しては、ある意味で当然のことであるものの、実際には今日のあらゆる分野で進行する組織化と管理の強化から生じている人格と自由に対する侵害の脅威が意識されるからこそ、自由の尊重が課題となっていると見るべきであろう。企業組織も、労働組合も「組織と個人」に潜む現代的病理と個人の自由への脅威から免れることができない。しかし、労働者にとっては、組織化と管理強化が進行する企業に対して個人として向か

---

8) このことを説得力をもって主張しているのは菊地高志「わが国における生存権の展開」荒木誠之還暦論集『現代の生存権―法理と制度』（法律文化社、1986年）257頁。裁判実務においてすら、大阪空港の夜10時以降の飛行機の飛行禁止差止めを認容した大阪高判昭50・11・27判時797号37頁ではその根拠として人格権と生存権があげられていた。

い合うことから生じる自由の形骸化と空洞化こそ重要であり，またそれに対抗するには団結という社会的連帯行動が必要とされることも否定できないであろう。

また労働者にとって，この自由の形骸化と空洞化を克服するために，古典的な私的自由や契約の自由を強調することで妥当な結果をもたらすものではないことも明らかである。むしろ，必要なのは，「市民法の社会化」であって決してその逆ではない。それにもかかわらず，私的自治や契約自由の名で，生存権理念の労使関係への浸透を阻止する「労働法の市民法化」とでもいうべき現象が多くの分野で生じており[9]，また労働法の規制緩和の論拠の一つが，企業活動の自由の拡大とならんで「労働者個人の働き方の自由」の拡大であったことも周知のとおりである。

3　労働者人格権の法理
(1)　労働者人格権への関心

労働法における争点が集団的労使関係から労働者が個人で直接企業と向き合うことを余儀なくされる時代に入って，圧倒的な企業の優位のもとで労働者の精神的人格価値が脅威にさらされるようになった。もちろん前から，異端とされた労働者の排除や孤立化を意図した職場のいじめは存在したが，1990年代に入ると，退職の強要や厳しいノルマ，非正規雇用の増大による労働者間の関係の希薄化，競争の激化など刺々しい雰囲気が職場を支配するなかで，誰が被害者になってもおかしくないほど一般化し深刻なものとなった。

労働法の中にも，労働災害の防止や補償といった労働者の生命，健康などプリミティヴな人格権保護の規定は置かれているが，コミュニケーションからの排除，職場の内外を問わない看視，私物検査やHIV感染の公表などプライバシー侵害，ことさら侮辱や屈辱を与えるような叱責といった労働者の精神的人格価値の侵害に関する意識は薄く，濃密な共同体意識のうえで運営されてきた

---

9)　例えば，三菱樹脂事件・最大判昭48・12・12民集27巻11号1536頁，退職届の形式的受理に合意解約の成立を認め撤回はできないとした大隈鉄工所事件・最三小判昭62・9・18労判504号6頁などを想起されたい。

わが国の労働関係では，閉鎖的な企業空間を聖域と考え公共的法が介入することには拒絶反応が強かった。しかし少し前から，ドイツでも，私法上の権利として認められている一般的人格権（Das allgemeine Persönlichkeitsrecht）の労使関係への適用を主張する議論が始まっていて，これに触発されながら，私も市民一般と異なる労働者にとっての人格権について考えるようになった。

(2) 労働者人格権の展開と射程

私がこの問題を考えるようになったのは，いくつかの裁判例の研究と鑑定書を執筆する機会をもったことであった。会社の不正を告発した労働者を排除する意図で従業員による同盟絶交（職場八分）を名誉侵害にあたるとした中央観光バス事件・大阪地判昭55・3・26労判339号27頁から始まって，少数派の思想・信条を理由に会社組織をあげて行われた孤立化，看視，ロッカーの私物検査などの行為を「自由な人間関係を形成する自由」，プライバシー，名誉の侵害にあたるとした関西電力事件・最三小判平7・9・5労判680号28頁は，企業内における労働者にとっての人格権の保護を確立する意味をもった。一方の組合員にだけ新車に乗車させない配車差別に人格権を侵害する不法行為としたサンデン交通事件・山口地下関支判平3・9・30労判606号55頁では，仕事の差別が労働者の人格的評価を損なうことになることを承認した。

「企業と人権」をテーマにした労働法学会（81回・1991春）における私の報告に対して，荒木誠之教授から労働者の人格権の内容と範囲，またどのレベルで理解すべきなのかという質問を受けた。当時は，企業内の職場いじめに対する司法救済を念頭においていたため，この重い問いかけに十分な回答を用意することができなかった。不法行為の救済のためだけならば，わが国の不法行為の救済が広く「法的保護に値する利益」を含んでいる（民法709条）ことを考えれば「労働者人格権」という構成は必ずしも必要ではない。

---

10) その代表的文献として，Wiese, Der Persönlichkeitsschutz des Arbeitnehmers gegenüber dem Arbeitgeber, ZfA1971, S. 273.
11) 筆者は関西電力事件裁判で鑑定意見書を，サンデン交通事件で鑑定証言を行った。
12) 「企業社会における労働者人格の展開」日本労働法学会誌78号（総合労働研所，1991年）5頁。
13) 前掲注12)の「企業と人権・シンポジウム」177頁。

しかし，職場いじめの対策として重要なのは，事後的な司法救済よりも，事前の防止のために有効な立法や行政上の措置を講じることであろう。また労働者人格権の保障の範囲は職場いじめにとどまるものではない。むしろ司法救済のレベルを超えて，憲法13条で保障されている人格権の保障を労働者の社会存在にそくして具体化する憲法上の人権として理解されるべきであり，その具体的内容は「人たるに値する生存の保障」(25条)とそれにふさわしい「労働権(雇用の安定と公正処遇)」(27条)，ならびに「雇用における平等」(14条)の実現に向けて，司法的救済のみならず立法，行政機関に必要な措置を義務付けるものと考えるべきであろう。[15]

(すみだ　くにしげ)

---

14) この点を指摘する島田陽一「企業における労働者の人格権」学会編『講座21世紀の労働法　6巻・労働者の人格と平等』(有斐閣，2000年) 2頁を参照。
15) ILOが要請しているディーセントワーク (厚生労働省は「働き甲斐のある人間らしい労働」と訳している) とほぼ同義と考えてよいであろう。このことを具体的に論じている西谷敏『人権としてのディーセント・ワーク』(旬報社，2011年) には教えられる点が多い。

《シンポジウム I》
職場のメンタルヘルスと法

シンポジウムの趣旨と総括	鎌田耕一・三柴丈典
使用者の健康配慮義務と労働者のメンタルヘルス情報	水島　郁子
メンタルヘルス不調者の処遇をめぐる法律問題	坂井　岳夫
——休職に関する法理の検討を中心に——	
諸外国のメンタルヘルスと法	三柴　丈典

《シンポジウム I》

シンポジウムの趣旨と総括

鎌 田 耕 一
(東洋大学)

三 柴 丈 典
(近畿大学)

I 報告の趣旨

1 はじめに

メンタルヘルス(以下,MH という)は,労働法上の課題ではあるが,従来の労働法規範学では容易に捉え切れない多因子的で多様・多層的かつ「未」科学的な現場課題である。

そのことを象徴する典型例として,この分野で著名な東芝(うつ病・解雇)事件・東京高判平23・2・23労判1022号 5 頁(X 請求一部認容[上告])と,その特徴がよく現れた富国生命保険ほか事件・鳥取地米子支判平21・10・21労判996号28頁(X 請求一部認容[控訴])が挙げられる。前者は,元より疲労状態にあった労働者の配属先の部門担当者を減らす会社の措置の背景に当該部門の廃止予定があったことを本人に伝えなかったことが,その「心理的・物理的負荷を継続させた」と認定し,後者は,苦心して10名程度の部下を持つチームリーダーにまで昇進した女性労働者の仕事ぶりを新任上司が評価せず,前例を無視して部下の数を半減させた措置を,「過剰な心理的負荷をもたらす違法行為」と明言している。

これまで,日本の労働裁判例は,おおむね,人事一般については使用者に広い裁量を認め,解雇や安全衛生については厳しい基準を課す傾向にあったが,電通事件・最二小判(平12・3・24民集54巻 3 号1155頁)等を転換点として,「過

シンポジウムⅠ（報告①）

度な心理的負荷」を積極的に認定するようになり，実質的に彼らの人事労務管理に介入するかのような判断傾向を強めている。また，三柴の判例分析からは[1]，近年の組織的健康に関する調査研究の示唆と同様に，職域では，①採用・配置等における人選，②教育訓練，③動機付け，④職場における労働の構成に関わる職務設計等の人事管理の基本事項の再構成がMH状況に有意に影響を与えること，加えて，人事管理上のミス・コミュニケーションや人間関係，労働条件の急激な変化等が，過度な心理的負荷を招き易い，という示唆も導かれ得る。よって，契約法理として，これらの要素を義務化する議論も可能であり，既に部分的にはそうした議論も展開されている[2]。

アメリカでは，労災補償との関係で，純然たる人事事項に介入するような判例傾向に歯止めをかけるような州法も成立したが，日本では未だそうした動きは見られない。

日本で企業や行政にMHを最も強く意識させたのは他ならぬ判例であり，判例法理を労働法学の射程とするなら，物理的負荷と心理的負荷の両者に関わるMHは，充分にその課題となり得る。フランス・ボルドー大学のロイ・レルージュ氏も，法規範学において心身を一体として捉える必要性を力説しているが[3]，臨床を重視する医学では元より当然のことであり，労働・社会法学も，民刑事の一般法から派生した起源を考えれば，社会経済構造や自然環境の大きな転換点にあって，改めて，人間心理・組織心理の特性や人事労務管理の実際との対峙が求められよう。

以上の認識を前提に，労働・社会法の領域を，産業精神保健の観点から再検証し，現場課題の解決という視点を重視しつつ，学理的に法理・法制度形成を模索することが，本ミニシンポの狙いである。

1） 三柴丈典『裁判所は産業ストレスをどう考えたか』（労働調査会，2011年）。
2） 水島郁子「ホワイトカラー労働者と使用者の健康配慮義務」日本労働研究雑誌492号（2001年）30頁以下等。
3） Loic Lerouge: Moral Harassment in the Workplace: French Law and European Perspectives, Comp Labor Law Policy J, 32: 109-152, 2010.

2　メンタルヘルスの定義，産業保健の認識枠と（労働）法学の関係

先ず，議論の前提となる MH の定義について述べる。

本ミニシンポでは，精神疾患や障害の存否にとらわれず，業務上外の物理的・心理的負荷等により，労働や日常生活上の制約を招く問題への対応を，個人と組織の双方へのアプローチにより図ろうとする作用との理解を共有する。なお，三柴自身は，社会・経済構造，自然環境や生活スタイル等の大きな変化の中で，個人と組織の成長と適応を実践，支援する作用と理解している。

次に，MH にかかる認識枠について述べる。産業保健などの予防の分野では，1次予防，2次予防，3次予防という認識枠が一般化している。

1次予防は，そもそも被害を生じさせないための本質的対策。ここでは，物理的，心理社会的な職場環境整備や労働者個々人のレジリアンス，すなわち思考の柔軟性を含めた個人のストレス耐性の強化などが該当する。2次予防は，生じつつある被害を早期に発見し，早期に対策を講じること。ここでは，不調への早期の気付きと個別対応等が該当する。3次予防は，既に生じてしまった被害に対する事後的ケアと再発防止策。ここでは，休復職措置と1次予防策への回帰などが該当する。法（政策）的議論でも参照すべき概念といえよう。

かように雲を摑むような課題ではあるが，必ずしも自然科学的な証拠に囚われずに手続と客観的な衡平観（equity）を重視しつつ，紛争解決志向のノウハウを確立してきた法律論には馴染む面がある。そこで，日本の現行法令と裁判例，一部は国外の法令や関連制度等を参考に，職域 MH の所掌を法的観点から整理した（図1）。ここでは，ヨコ軸に業務上外，タテ軸に疾病障害の軽重をとってできる4領域ごとに，典型的な病態と法的に求められる措置を記している。この際，タテ軸は，単に医学的な病態の軽重ではなく，行動上の制約，職域では労働能力の制約の程度と期間を考慮して決定する。本ミニシンポでの各報告者の所掌も記載してある。

図2は，図1を横倒しし，高さの軸としてパーソナリティの要素を加えたものである。精神障害や知的障害とパーソナリティの区分は本質的に困難だが，従来の裁判例は，パーソナリティに起因する非違行為の労働法上の救済には消極的だった。よって，特に業務上の発症増悪事由とパーソナリティの両者に起

図1　「メンタルヘルスという概念の守備範囲」

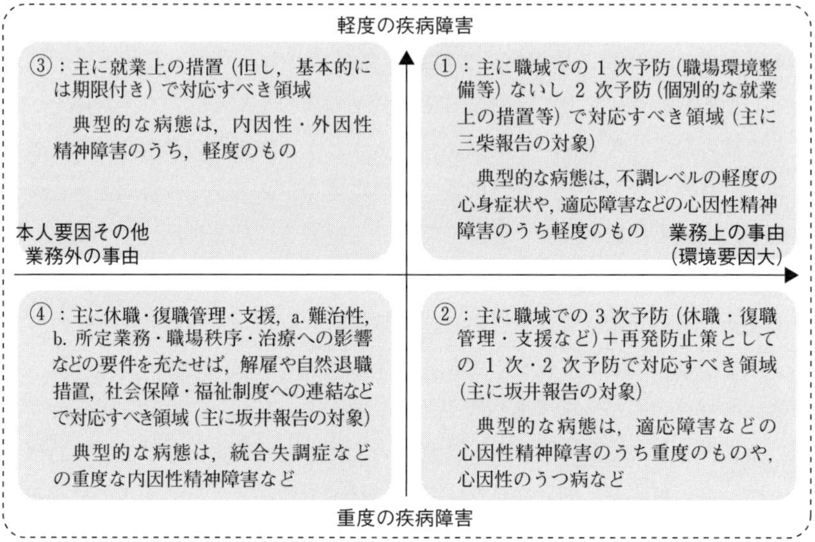

軽度の疾病障害
③：主に就業上の措置（但し，基本的には期限付き）で対応すべき領域
典型的な病態は，内因性・外因性精神障害のうち，軽度のもの
①：主に職域での1次予防（職場環境整備等）ないし2次予防（個別的な就業上の措置等）で対応すべき領域（主に三柴報告の対象）
典型的な病態は，不調レベルの軽度の心身症状や，適応障害などの心因性精神障害のうち軽度のもの
本人要因その他
業務外の事由
業務上の事由
（環境要因大）
④：主に休職・復職管理・支援，a. 難治性，b. 所定業務・職場秩序・治療への影響などの要件を充たせば，解雇や自然退職措置，社会保障・福祉制度への連結などで対応すべき領域（主に坂井報告の対象）
典型的な病態は，統合失調症などの重度な内因性精神障害など
②：主に職域での3次予防（休職・復職管理・支援など）＋再発防止策としての1次・2次予防で対応すべき領域（主に坂井報告の対象）
典型的な病態は，適応障害などの心因性精神障害のうち重度のものや，心因性のうつ病など
重度の疾病障害

＊水島報告は，①から④の全てをカバーするが，②③④が主。
＊三柴報告の主な対象は①だが，②③④もカバーする。

図2　第3軸（＝人格・性格に関する軸）を追加したもの

人格・性格の偏り（強）
軽度の
疾病障害
本人要因その他
業務外の事由
業務上の事由
（環境要因大）
重度の
疾病障害
人格・性格の偏り（弱）

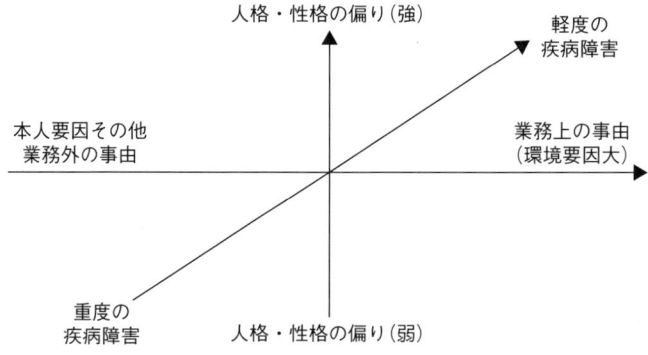

（注）・不調の事由，疾病障害の軽重の軸に加え，人格・性格の偏りの軸も考慮する必要がある。
・一般に，どの領域でも，人格・性格の偏りが強い場合，疾病の影響を超える（：責任能力，有責性が認められる）非違行為については，本人責任としての法的評価を受ける。
・但し，精神疾患等の周辺症状と区別する必要がある。
→結局，専門医のスクリーニングが手続として求められる。

因するような非違行為等については，当該症例に詳しい専門医の所見を重視して切り分けることになり，法は，その専門医の適性を選任手続などの法的観点から見分ける役割を負う。

3　産業精神保健法

次に，MH にかかる法的な認識枠について述べる。ここでは，三柴の私案として，上で定義した職域 MH に貢献するか，その領域で生じる法律上の争訟を含めた問題の解決に関わる法領域の総称として，産業精神保健法という概念を観念する。

三柴らの比較法研究[4]では，法と産業精神保健の両面で適正な対応を図るためには，個別性，（連携的な）専門性，多面性，柔軟性，継続性，人間性（心理的特性の考慮），客観性に加え，それらを包括する手続的理性の8要素が求められることが明らかとなった。

対して日本の従前の法政策・法理は充分とは言えない。確かに，司法による補償・賠償法理の形成は，ある面で日本の MH 対策をリードして来た。諸外国との決定的な違いとして，日本の司法は，ストレス関連疾患を労災と認定すると共に，労働者の労働条件決定権限を持つ使用者には，比較的容易に過失責任を認める傾向にあった。その傾向に歯止めをかけようとする例もあるが，一般的傾向とまでは言えない。

行政も，やや後追い気味ながら，ライフイベント説などに依拠し，精神障害の労災認定のための指針や基準を策定・改訂し，司法との相互作用を生んだ。とはいえ，心理的特性を持つ課題だけに，労働局ごとの認定割合にばらつきを生じるなどの問題も起きているし，平成23年12月の認定基準の策定後も，司法判断との乖離は埋まっていない。日本の司法は，人事管理上の問題点を幅広く捕捉する傾向にあるからである。

ひとたび賠償命令が発せられれば，その金額は，労災保険金の控除，損益相

---

[4]　平成24年度厚生労働科学研究費補助金調査研究報告書（労働安全衛生総合研究事業）『諸外国の産業精神保健法制度の背景・特徴・効果に関する調査研究』（主任研究者：三柴丈典）3頁以下。

殺等を経ても，死亡事案で6000万から1億円以上に上ることが多く，存命事案でも，理論上，復職に至るまで支払が命じられることになる。最近では，会社法第429条に基づき，取締役個人の過失責任を認める判例も現れている。

　日本のMHに関する法政策は，こうした民事判例の傾向等を意識しつつ，イギリス・デンマーク・フランスのような予防面での強制的規範形成は最小限にとどめ，主に予防のための目標設定，手続や人的体制づくりを規定し，後は，それに基づくガイドライン等による誘導策をとり，それらを著しく逸脱する使用者には，事後的な賠償責任を負担させることで自発的対策を誘ってきた。日本のメンタル面での予防規制の特徴は，手続的性格にあり，先の衆院解散で審議未了廃案となった，精神的健康の調査を義務づける安衛法改正案も同様である。

　なお，3次予防の観点では特に，障害者関連立法が重要な意味を持つが，現行法上，裁判規範として直接適用可能な一般的な障害者差別禁止法は存在せず（改正障害者雇用促進法の差別禁止規定は平成28年施行予定である），不当な差別に当たるような事案では，公序良俗や信義則違反などとして救済が図られることになる。アメリカ発の合理的配慮の概念は，現段階では，公序良俗等の他，実質的に安全配慮義務や解雇回避努力義務などとの関係で一部実現可能な状態になっているといえよう。[5]

　以上のような仕組みは，応分の役割を果たしてはいるが，先述した8要素の確保という観点では不充分である。この問題の心理的特性を踏まえ，労働・社会的弱者保護の視点のみではなく，人事労務管理の基本の再構築や，個人と組織の成長や適応を支える柔軟な法制度・法理形成，産業と福祉を連結したり，複雑化しすぎた予防志向の個別規定を包括し，遵守を容易にするような法社会学的観点での工夫などが求められる。（三柴）

---

5) 身体障害者の例だが，神戸地尼崎支決平24・4・9判タ1380号110頁等。

II 総　　括

　以上の趣旨を踏まえ，各報告者は以下の通り報告した。

　先ず，水島報告は，「使用者の健康配慮義務と労働者のメンタルヘルス情報」と題し，使用者の取り扱う健康情報の中でも特に注意を要する MH 情報の取扱いと，一般の傷病＋α の配慮が求められる健康配慮義務との相互関係について論じた。その中で，雇用過程における課題と，現在職域で問題となっている採用過程における課題の両者を取り扱った。

　次に，坂井報告は，「メンタルヘルス不調者の処遇をめぐる法律問題――休職に関する法理の検討を中心に――」と題し，MH 不調者の，労働契約展開過程，とりわけ休復職過程における法解釈上の課題について，不調の発症増悪事由の業務上外の区別を意識しつつ論じた。

　最後に，三柴報告は，「諸外国のメンタルヘルスと法」と題し，諸外国の MH 不調の1次予防から3次予防にかかる法制度の背景・特徴・効果を紹介し，日本の法政策と法理論への示唆について論じた。

　報告に対して，会場からは，①パーソナリティ障害，てんかん等の症例の特殊性と休復職等をめぐる法的対応に際しての区別の必要性（廣石会員・林会員），②水島報告における全労働者向けの一律的安全配慮義務（A）と個別労働者の事情を踏まえた個別的安全配慮義務（B）の実質的区分点（北岡会員），水島報告のいう健康配慮義務とハラスメントの関係（松本会員），③試し出勤中に軽作業ないし通常勤務させる場合の賃金支払義務の有無と金額，社会保険給付との関係（北岡会員），④安衛法第66条の5を準用する就業規則規定の法的効力，メンタル疾患事案における特殊性のいかん（安西会員），⑤正社員に試し勤務をさせるためのアルバイト契約の法的性質と復職プロセス上の有効性（安西会員），⑥主に中小企業において休職者への保障（傷病手当金等）が欠ける場合への対応（塩見会員）等について質され，活発に議論された。

　本ミニシンポの意義について，筆者（鎌田）は以下のように総括したい。
　このミニシンポは，MH に関連する他の学問領域の知見および諸外国の経験

を踏まえて，法律学が MH をめぐる有効な予防システムをどのように構築するかを問うものであった。三柴報告が提唱する「産業精神保健法」は，労働法学の伝統的な枠組みを超えた問題解決の必要性を提起するためのものであったと思われる。産業精神保健法の概念を観念すること自体については共通見解は得られなかったが，MH 不調の予防について，第1次から第3次まで段階を分けて，それぞれの課題を明確にしたことは，労働法学に対して貴重な示唆を与えたものといえよう。

これに対して，水島報告，坂井報告は，労働法学が練り上げてきた法的構成（安全配慮義務と健康配慮義務，復職可能性に関する法的評価など）が，MH をめぐる法的問題に対してどのように有効に作用するかを究明したものと評価することができる。これらの報告は，多様な精神障害に対する伝統的な法的構成の限界と新たな発展の可能性を提示したものであった。

いずれの報告も挑戦的・刺激的であり，会場から多くの質問・意見がなされたことはこれを示している。

もっとも，本ミニシンポにおいて，三柴が諸外国を参考にして提示した MH 不調の予防の様々な提案を，水島，坂井がこれまでの法的議論のなかに取り込んで，一定の方向性をうかび上がらせたとはいえない。

とはいいながらも，本ミニシンポは，MH の検討のために諸外国の立法動向と他の学問領域の研究が必要であること，そしてこの問題を解決するために，法学固有の概念の練り直しが避けられないことを強く印象づけた。

3人の報告は，こうした試みの端緒であり，これをどう発展させていくかは，労働法学に課せられた今後のテーマであり，本ミニシンポの問題提起を労働法学会が広く共有することを期待するところである。（鎌田）

（かまた　こういち）
（みしば　たけのり）

使用者の健康配慮義務と労働者の
メンタルヘルス情報

水 島 郁 子

(大阪大学)

I 検討視点

　本稿は，労働者の健康情報の観点から，メンタルヘルス事案における，使用者の安全配慮義務・健康配慮義務を検討するものである。メンタルヘルスの問題は従来の労働法規範学では容易に捉えきれない多因子的で多層的な課題であるが，本稿では使用者と労働者の労働契約関係に着目し，労働契約から生じる使用者の義務を考察する。

　安全配慮義務をめぐる裁判例の蓄積にかかわらず，具体的な労働契約関係で使用者にいかなる義務が課され，いかなる範囲で責任を負うかは，いまだ十分解明されていない。とくにメンタルヘルス事案にあっては，傷病一般についての安全配慮義務法理では十分に説明できない独特な問題が見受けられる。本稿では傷病一般に妥当する安全配慮義務を超えた使用者の義務が，実務上問題となることにかんがみ，安全配慮義務の語にかえて健康配慮義務を表題とし，以下両者が関係する場面では健康配慮義務の語を用いる。

　メンタルヘルス事案の特徴は「個別性」にある。すなわち，メンタルヘルス事案では，個々の労働者の素因や脆弱性が問題となりやすい（労働者の素因・性格傾向の個別性）。労働者の症状・病態は客観的な把握が難しく，その症状が日や時間帯，場面によって大きく変わることがある（病態の個別性）。症状を悪化させる要因も，個別の状況に影響されやすい（悪化要因の個別性）。このような特徴ゆえ，極論すれば，使用者は健康配慮義務を完全に履行するためには，労働者のメンタルヘルスの状況を正確に詳細に把握することが必要ともいえそう

である。しかし，労働者のメンタルヘルス情報は個人情報の中でもとくに配慮が必要な情報であるため（Ⅱ参照），使用者の健康配慮義務を考える際には，労働者のメンタルヘルス情報の観点からの検討が，必要となる。

Ⅱ　メンタルヘルス情報の位置づけ

　規模の小さい，個人情報をほとんど取り扱わない企業を除き，大半の企業は個人情報保護法の「個人情報取扱事業者」に該当し（個人情報2条3項参照），個人情報保護法の適用を受ける。同法に関して，「雇用管理分野における個人情報保護に関するガイドライン」（平24厚労告357号）が，さらに「雇用管理に関する個人情報のうち健康情報を取り扱うに当たっての留意事項」（平24基発0611第1号）が，示されている。

　留意事項によると健康情報は，雇用管理に関する個人情報のうち，健康診断の結果，病歴，その他の健康に関するものをいい，ここにはメンタルヘルス情報も含まれる。ガイドラインや留意事項では，メンタルヘルス情報について特段の言及はないが[1]，いわゆるメンタルヘルス指針（平18・3・31健康保持増進のための指針公示第3号）で，労働者の個人情報の保護への配慮に言及されていることに加え，メンタルヘルスの症状や，周囲の者の罹患者に対する警戒心や偏見，病気の存在を他者に知られたくないとする罹患者の傾向などからすると，メンタルヘルス情報は，個人情報・健康情報の中でも，とくに配慮が求められる情報の1つと位置づけられる。

Ⅲ　採用段階におけるメンタルヘルス情報の入手

　採用段階における健康情報については，厚生労働省の事務連絡（平5，平13）が参考になる。事務連絡では，①労働安全衛生規則43条が規定する雇入時の健康診断は，採用可否決定のための健康診断ではないこと，②健康診断の必要性

1）　留意事項には，HIV感染症等の感染症に関する情報と色覚検査等の遺伝情報の取得に関して，言及がある。

を慎重に検討することなく，採用選考時に健康診断を実施することは，応募者の適性と能力を判断するうえで必要のない事項を把握する可能性があり，結果として就職差別につながるおそれがあること，③血液検査等の健康診断を実施する場合には，それが応募者の適性と能力を判断するうえで真に必要かどうかを慎重に検討するよう雇用主に指導すべきこと，が確認されている。この事務連絡の趣旨は，応募者の適性と能力を判断するのに必要のない健康診断は行わないように，ということにあり，このような理解は一般にも支持されよう。

　問題となるのは，応募者の適性と能力を判断するうえで必要な健康情報とは何か，である。たとえば，危険物を取扱う作業や重量物の運搬作業では，一定の健康状態にあることや特定の疾病に罹患していないことの確認が必要であろう。営業や苦情相談の部署などでは，一定のメンタル耐性が必要かもしれない。しかし，これらの部署への配置可能性があることをもって，応募者の適性と能力を判断するためにメンタルヘルス情報が必要といえるかについては，疑問が残る。

　またこれらの部署への配置が予定されていないような場合でも，企業が応募者のメンタルヘルス情報を，応募者の任意の同意のもと，入手することがあるようである。それが通院時期や回数といった客観的な情報であり，メンタルヘルス情報の詳細に立ち入るものではなく，応募者の自由な同意があり，採用選考に用いないということであれば，法的には問題がないと一応考えられるものの，情報提供の任意性や，採用可否の決定に用いないことが，真にどこまで保障されるかは，不確実である。また，課題達成型のグループ選考やいわゆる圧迫面接，ストレス耐性検査などを通じて，応募者のメンタル耐性が試されることがある。

　企業が応募者のメンタルヘルス・メンタル耐性に関心があることには，理由がある。1つは採用後に使用者としての健康配慮義務を適切に履行するためであるが，それだけではなく，企業にとっては安定した継続的な労働力の確保も大きな関心事である。想定を超えた欠勤や遅刻をする労働者は，労働力の確保を不安定にさせるし，中長期的には採用・教育コストを考えれば，労働者の早期離職をできるだけ避けたい。そこで，適性と能力が一定程度ある応募者の中

から、このようなリスクがある者を排除しようという使用者の行動は、経営・雇用管理上、必要かつ合理的ともいえる。とはいえ、応募者は、知られたくない情報を提供しなくてはならないのか、という問題があるうえ、メンタル耐性が極めて弱く、労働者としての適性がまったくないと判断される者を選別・排除するのであればともかく、通常の想定されるメンタル耐性の枠内にある者については、少々メンタル耐性が弱くても、労働者としての適性を否定するほどではないと考えるべきである。このような応募者を排除してしまうことがないよう、メンタルヘルス情報やメンタル耐性の入手は、できるだけ抑制すべきであると考える。

採用段階で応募者が精神科への既往歴などのメンタルヘルス情報を秘匿した場合、その者の処遇は基本的に、秘匿が判明した時点で、その労働者の就労に支障があるか否かで判断することになる。その時点でメンタルヘルス不調の状態になく労務遂行に支障がなければ、労働契約関係は影響を受けないし、逆に、労務遂行に支障を来しているならば、その時点での就労可能性をもとに処遇が決定される。採用段階でのメンタルヘルス情報秘匿を理由に、労働者を解雇することはできない[2]。情報秘匿により、使用者が適切な措置を講ずることができなかったのであれば、理論的にはその分、使用者の健康配慮義務が縮減すると考える。

Ⅳ　労働関係に基づくメンタルヘルス情報の入手

電電公社帯広電報電話局事件（最一小判昭61・3・13労判470号6頁）で最高裁判所は、合理的な就業規則の規定に基づく健康診断命令に労働者は従わなければならない、と判断した。労働者の健康管理や雇用管理上必要で、労働契約上の根拠がある場合には、使用者は業務命令によってメンタルヘルス情報を含む労働者の健康情報を入手できる、と考える。

その場面として考えられるのは、1つに雇用管理上の必要があるときである。

---

[2]　福島市職員事件・福島地決昭55・10・22労判357号13頁。腰椎椎間板ヘルニアの既往症を秘匿していた事案であるが、英光電設ほか事件・大阪地判平19・7・26労判953号57頁も参照。

たとえば，病気欠勤としての取扱いや休復職を判断するにあたり，労働者に診断書の提出を求めることは，使用者の雇用管理上必要であり，業務命令を発することが可能である。メンタルヘルス情報は取扱いに配慮が求められるとはいえ，このような場面でそれ以外の健康情報と区別すべき理由は思い当たらない。他方，労働者の業務懈怠や，特別の取扱いがなされない遅刻や欠勤，年次有給休暇取得などの場合には，それぞれの理由の証明が雇用管理上必要とは考えられないので，使用者が情報提供を求めることはできない。雇用管理上，労働者の病気を理由とする何らかの措置を使用者が講ずる必要がある場合，あるいは労働者から措置や配慮を求める申出がある場合に，基本的に使用者は診断書等を通じて，労働者のメンタルヘルス情報を入手することになると考える。また，労働者のメンタルヘルス不調が顕在化し，異常な言動が見られ，自傷他傷の危険があるような場合などは，使用者は健康配慮義務履行のために，メンタルヘルス情報の入手が必要となる。

　それではそのような段階には至っていないが，労働者にメンタルヘルス不調がうかがえる場合はどうか。裁判例の中には，労働者の不調がうかがえるときには，使用者が積極的に措置を講じなければならないとするものもある[3]。しかしそのような事案では，むしろ他の事情から，使用者が積極的に労働者に対する何らかの配慮措置を講じる必要があったと解される（後述ⅥのAの意味での安全配慮義務。労働者が不調であるか否かを問わず，適正な労働条件に是正する必要がある）。そのような事情を欠く事案で，使用者が，ひょっとすると労働者がメンタルヘルス不調かもしれないという認識で，積極的に労働者のメンタルヘルス情報を入手する必要はないし（したがって，入手しなかったことについて使用者は法的責任を問われない），むしろ入手すべきでないともいえる。このような情報入手の義務（労働者の健康状態を把握する義務）をも仮に認めるとすれば，それは使用者が，健康配慮義務を果たすとの名のもと，労働者のメンタルヘルス情報を，安易に，正当な範囲を超えて，収集することにもつながりかねない。使用者の業務命令によるのではなく，労働者からの自発的提供を待つことになろう。

3）　たとえば，東芝事件・東京高判平23・2・23労判1022号5頁。

さて，メンタルヘルス情報の提供を労働者に求める業務命令が適法である場合，労働者の提供拒否は業務命令違反となる。また，提供拒否により，欠勤日が病気欠勤として取り扱われないとしても，それはやむをえない。メンタルヘルス不調その他病気を理由に，特別な措置や配慮を使用者に求めるのであれば，病気の証明が必要である。

　提供拒否にともなう不利益は基本的に労働者が甘受することになるが，次の3点には注意しておきたい。1つに，提供拒否に対する不利益の程度が相当なものであるか，である。病気欠勤等として取り扱わないことは相当であり，業務命令違反について懲戒を行うことも考えられうるが，それはきわめて軽い処分に限られる。解雇などの重い懲戒処分は許されない。次に，労働者が，業務命令に従うべきことを正常に認識できていたか，である。メンタルヘルス不調が重篤化すると，正しい認識・判断を労働者に期待できないことがある。3点目に，労働者が情報提供できる職場環境が整備されていたか，である。労働者が診断書を提出することによって，使用者から雇用上の不利益を受けるとか，周りの労働者から疎外されるようなことはあってはならない。労働者が安心して情報提供できる環境が整っていることが必要である。

V　メンタルヘルス情報の利用・共有

　事故による負傷とは対照的に，メンタルヘルス不調は回復までの過程が見えにくい。加えて，午前中だけ不調であるとか，特定の人との関係で不調が著しく悪化するとか，他者には予測がつきにくい。使用者に提出される診断書の記載も，経過的判断であることが少なくない。[4]使用者は，労働者に対して適切な措置を講ずるべき義務を負うが，実際に何を行えばよいのか，その判断は困難である。

　メンタルヘルス指針は，労働者のメンタルヘルス情報への配慮を掲げ，事業場内産業保健スタッフによる情報の加工に言及し，生データの取扱いは産業医

4）　診断書に，当分の間，通院が必要／業務軽減が必要などと，記載されることがあるが，このような記載からは，複数の解釈・判断が引き出せよう。

や保健師などが行うことが望ましいとする。つまり，労働者の直属の上司などが利用できる情報は，加工されたものである。たしかに直属の上司が，労働者の具体的な病名や病状を知る必要はないともいえるが，一方で，労働者の同意のもとでのメンタルヘルス情報の共有に意味があるとの見方もある。具体的には，うつ病と統合失調症とでは，自殺の企図率に差があるとも言われ，上司の対応に差が出てくるとの指摘がある[5]。これを一般化するのは難しいが，少なくとも労働者の行動を予測しやすくする特徴的な病態を上司が知っている方が，適切な対応が期待できる。同僚労働者についても，メンタルヘルス不調労働者に対する特別の措置・配慮に納得し，快く協力・支援するためには，何らかの説明がある方がよいであろう。メンタルヘルス不調労働者がそれを望まない場合は別として，メンタルヘルス情報は一切漏らしてならない，と硬直的に考えるのではなく，プラスマイナスの影響を斟酌し，慎重に判断したうえで，場合によっては情報の共有も必要ではないかと考える。メンタルヘルス指針も，この可能性を否定していない[6]。以上の点は，前述Ⅳの職場環境整備とも関連する。

Ⅵ　安全配慮義務・健康配慮義務

　川義事件（最三小判昭59・4・10民集38巻6号557頁）で最高裁判所は，安全配慮義務の具体的内容は，安全配慮義務が問題となる当該具体的状況等によって異なるべきものである，と述べた。安全配慮義務の内容は個別事案で具体化されることになるが，作業環境整備義務，安全衛生実施義務，健康管理義務などに整理・分類することが可能である[7]。

　本稿との関係で問題となるのは，次の2つの義務である。すなわち，A．すべての労働者に対して適正な労働条件を確保する義務と，B．個々の労働者の年齢，健康状態などに応じて従事する作業時間や内容の軽減，就労場所の変更

5）　石嵜信憲『健康管理等の法律実務』（中央経済社，2006年）124頁。
6）　メンタルヘルス指針は，メンタルヘルス不調の労働者への対応に当たっては，労働者の上司や同僚の理解と協力のため，メンタルヘルス情報を適切に活用することが必要となる場合もある，とも述べている。
7）　水島郁子「メンタルヘルス対策と企業の責任」季刊労働法233号（2011年）79頁を参照。

など適切な措置を講ずる義務である。Aの義務は，労働者全般がその健康を害しないように，一定の労働条件を確保すべき義務であり，事業所全体で適正な労働条件を確保する義務ともいえる。Aの意味での安全配慮義務違反が認められる場合（客観的過重労働，たとえば月200時間の時間外労働がある場合）には，労働者の健康侵害について使用者は予見可能性がなかったと抗弁することはできず，健康侵害についての法的責任（損害賠償責任）を負うと考える。多くのメンタルヘルス事案で，使用者にAの意味での義務違反が認められるが，そのような事案であっても，裁判所がBの義務にまで言及することもある。

　Bの意味での義務とは，客観的過重労働に至らない程度の過重労働であっても，労働者の「心身の健康を損なうことが具体的に予見されるような場合には，その危険を回避すべく，その負担を軽減するなどの業務上の配慮を行うべき義務[8]」をいう。Bの義務では具体的予見可能性が問題となるが，それをどの程度で認めるかによって，使用者が負うべき義務の範囲も大きく変わる。

　Bの意味での義務が問題となる1つの典型は，若年労働者の事案である。仕事に不慣れな若年労働者には，過度な心理的負荷が認められる傾向があるが，労働者の年齢や業務歴は客観的に把握可能である。したがって，使用者は予見しやすいといえるし，他方，適切な事前対応も行いやすい。それに対して，メンタルヘルス事案には，個別性という特徴と，状況把握や判断が難しいという問題がある。つまり，Bの意味での義務において，使用者は予見が困難であるうえ，個別に即した対応が強く求められることになる。しかし，使用者のメンタルヘルス情報の利用には限界があり（前述Ⅴ参照），利用にともなう困難が解消されない以上，安全配慮義務の履行にも限界がある。メンタルヘルス事案においては予見可能性を安易に肯定するのではなく，Bの意味での安全配慮義務違反が問題となる場面では，使用者がメンタルヘルス情報を入手・利用可能であったかも検討し，具体的に予見可能性が認められる場合にかぎり，使用者は因果関係のあるメンタルヘルス疾患につき，法的責任（損害賠償責任）を負うと考える。

8） デンソー（トヨタ自動車）事件・名古屋地判平20・10・30労判978号16頁。

これまでも安全配慮義務の概念と関連して，健康配慮義務の語が持ち出されることはあったが，それは一義的ではない[9]。少なくともメンタルヘルス事案においては，AやBの意味での安全配慮義務と区別された健康配慮義務を措定することに，意義があると考える。安全配慮義務が，それ自体の違反が損害賠償の対象となるのに対して，健康配慮義務は健康配慮措置として使用者に期待される努力義務であり，使用者の措置，たとえば業務軽減や配置転換をすることなく，その結果，労働者が働けなかったり，解雇されたりしたというときに，これらの措置が妥当であったかを判断する際に問題になる。損害賠償責任を負わないとしても，使用者には労働者の健康に配慮した措置を講ずべきである。そのような措置を取るべき義務こそが，健康配慮義務である。

（みずしま　いくこ）

---

[9]　紙幅の都合上，内容には言及できないが，とくに重要なものとして，安西愈「企業の健康配慮義務と労働者の自己保健義務」季刊労働法124号（1982年）19頁以下，渡辺章「健康配慮義務の意義および基本的性質について」花見忠先生古稀記念論集刊行委員会『労働関係法の国際的潮流』（信山社，2000年）77頁以下，和田肇「安全（健康）配慮義務論の今日的な課題」日本労働研究雑誌601号（2010年）37頁以下を参照。

メンタルヘルス不調者の処遇をめぐる法律問題
——休職に関する法理の検討を中心に——

坂 井 岳 夫

（同志社大学）

I 本稿の目的

　メンタルヘルス不調の予防および治療は，労働契約の展開と並行して行われる。とりわけ，不調が業務遂行を妨げる場合には，労働契約の帰趨（契約の存続，賃金の支払いなど）に直接的な影響が発生する。これらの問題に対しては，裁判例および学説が，休職に関する法理を形成してきた。

　もっとも，同法理をめぐる議論は，傷病一般または身体疾患を想定して展開されることが少なくなかった。これに対して，メンタルヘルス不調（精神疾患）には，①労働者が自らの不調について認識していないことがある，②身体疾患と比較して，不調の診断が困難である，③症状および対応が個々の労働者によって異なることがある，④治癒が困難であり，寛解（症状の軽減・消失）の状態での復職がなされることがある，といった特徴がある。また，③・④の特徴にも関連して，⑤段階的な職場復帰の必要性も認識され，復職命令に先立って試し出勤を実施する企業も増えている。なお，本稿は，「試し出勤」の意義を，復職の可否を評価するために，復職命令の前に，休職前または復帰予定の職場において業務に相当する活動を行うものと解している[1]。

　本稿は，このようなメンタルヘルス不調（業務上・業務外いずれの事由によるものも含む）の特徴および実務の対応を意識しながら，既存の休職に関する法理の補充・再考を中心に，メンタルヘルス不調を有する労働者の処遇をめぐる法

1）厚生労働省＝中央労働災害防止協会『改訂 心の健康問題により休業した労働者の職場復帰支援の手引き』（2009年）参照。

律問題を考察することを目的とする。検討に当たっては、休職の開始・終了をめぐる問題（Ⅱ）、および、休職期間中の所得をめぐる問題（Ⅲ）を対象とし、メンタルヘルス不調への対応を行う各当事者（使用者・労働者・医師）による自主的かつ合理的な行動を促進するための解釈を模索したい。

Ⅱ 休職の開始・終了をめぐる問題

1 休職の開始

標準的な傷病休職規程の下では、休職要件が充足された場合、使用者は休職命令を発令することができる。他方で、傷病休職の前提となる傷病の存在が明らかでない場合には、使用者がどのような対応を採るべきかが問題となる。

この問題については、メンタルヘルス不調が疑われる労働者に対する諭旨退職の有効性について争われた日本ヒューレット・パッカード事件が参考になる。[2] 最高裁は、無断欠勤の継続を理由とする諭旨退職について懲戒事由該当性を否定するに当たり、「精神的な不調のために欠勤を続けていると認められる労働者に対しては、……精神科医による健康診断を実施するなどした上で……、その診断結果等に応じて、必要な場合は治療を勧めた上で休職等の処分を検討し、その後の経過を見るなどの対応を採るべきであ〔る〕」としている。

同判決は、懲戒処分の有効性に関する事例判断であるが、メンタルヘルス不調の事例において使用者が採るべき対応にまで言及しているところに特徴がある。[3] そして、その判示内容および論理構造に照らせば、メンタルヘルス不調の事例についても、①使用者が採るべき対応の内容、および、②使用者が当該対応を怠った場合の帰結についての最高裁の理解を導き出すことが可能であり、また有益であると考えられる。

①については、高裁の認定（労働者は自身の不調を認識しておらず、使用者は労働者の言動が「被害妄想など何らかの精神的な不調に基づくものではないかとの疑いを抱くことができた」としている。なお、最高裁は当事者の認識に言及していない）を前

---

2) 最二小判平24・4・27判時2159号142頁、東京高判平23・1・26労判1025号5頁。
3) 岩出誠「判批」ジュリ1451号（2013年）117頁。

提とすると，使用者は，労働者にメンタルヘルス不調を疑い得る事情がある場合には，労働者による申告がなくとも，適切な対応を採ることが求められていると解される。なお，使用者が医学的知識を有していないことに鑑みると，ここにいう「メンタルヘルス不調を疑い得る事情」の有無は，社会的に認知されている精神疾患の典型的症状の有無を重視して判断すべきである。そして，適切な対応の内容としては，判決が挙げる対応に着目すると，メンタルヘルス不調の有無・症状・原因等を明らかにするための配慮，および，メンタルヘルス不調の存在が明らかになった場合に，当該不調の治療に一定の協力を行うための配慮が想定されていると理解することができる。

②については，対応の懈怠は，懲戒事由該当性を判断するための考慮要素の1つと位置付けられている。この判断は，使用者が適切な対応を行っていれば回避できた可能性のある無断欠勤について，労働者に対する非難可能性を排除するものであると解することができる。ここでの最高裁の価値判断の基礎には，メンタルヘルス不調を有する労働者が自ら行為または状態の改善に取り組むことが困難な場合があるという事情に配慮し，懲戒の必要性を肯定するに当たり，使用者に期待可能な範囲での対応を要求するという態度があるものと考えられる。

このような理解を前提とするならば，使用者の対応の懈怠は，懲戒事由該当性のみならず，人事上の措置の必要性を審査する場合における，考慮要素の1つと位置付けられるべきである。例えば，同様の事例において，普通解雇が行われた場合には，解雇事由該当性の判断に当たり，解雇回避措置の1つとして休職の可能性の検討の有無などが考慮され，事故欠勤休職が行われた場合には，休職事由該当性の判断に当たり，（一般に賃金・休職期間等においてより有利な）傷病休職の可能性の検討の有無などが考慮されるものと考えられる。

他方で，最高裁は，使用者の対応を，労働契約上の義務とは位置付けていない。したがって，対応の懈怠は，債務不履行責任を根拠付けるものではない。あるべき解釈論としても，使用者が採るべき対応の内容が，個別具体的な状況に依存するものであり（①参照），行為規範としての具体性に欠けることに鑑みれば，使用者の対応を契約上の義務として構成することは妥当でない。

2 休職の終了

(1) 復職可能性の評価対象

標準的な傷病休職規程の下では，復職要件が充足された場合，本来の労働関係が再開し，休職期間満了時に復職要件が充足されない場合には，退職または解雇の措置が採られる（なお，不調の原因が業務上の事由であると認められる場合には，労基法上の解雇制限が適用される。労基19条）。近時の裁判例は，傷病休職規程の文言にとらわれずに，復職要件の意義を「現実的に配置可能な業務の遂行可能性」と解する傾向にあり（以下「復職可能性」とする），この復職可能性の有無を，労働者の健康状態・業務遂行能力と使用者が提供し得る職種・業務とを比較することによって判断している[4]。

メンタルヘルス不調の事例では，同一の精神疾患に罹患し，同様の回復段階にある労働者であっても，不調の原因（増悪要因）が異なれば，従事可能な職種・業務の範囲に違いが生じる。そのため，上記の比較においても，労働者の復職時（復職判断時）の健康状態に注目するだけでなく，その不調の原因にも関心を向けることで，復職可能性の判断は精緻化されるものと考えられる。例えば，営業職の労働者が，対人関係やノルマ設定を原因として不調を発症した場合は，使用者が提供し得る他職種への従事の可否が評価の対象となり，同様の労働者が，長時間労働を原因として不調を発症した場合は，使用者が提供し得る労働時間の軽減が可能な業務への従事の可否が評価の対象となる。

(2) 復職可能性の評価方法

復職可能性の判断は，労働者の健康状態に直接的な影響を及ぼすものであるから，医学的判断を前提として行われるべきである。そこで，使用者には，医師の診断を尊重して復職可能性を判断することが求められる[5]。具体的には，典型的な復職プロセスを前提とすると，労働者の主治医による復職可能の診断書を提出された使用者は，その診断を尊重するか，または，その内容に疑問を抱

---

4) 東海旅客鉄道事件・大阪地判平11・10・4労判771号25頁，独立行政法人N事件・東京地判平16・3・26労判876号56頁，キヤノンソフト情報システム事件・大阪地判平20・1・25労判960号49頁など参照。

5) 復職可能性の判断における医師の関与に関する詳細な検討として，鈴木俊晴「私傷病労働者の就労可能性判断と医師の関与」季労233号（2011年）57頁。

くのであれば，主治医との面談を求め，あるいは，産業医や専門医の診断を求めることにより，当事者間の認識の違いを調整すべきである。[6]

そして，このような復職可能性の判断における判断過程の重要性に加えて，メンタルヘルス不調に関する診断の困難性をも考慮すると，復職可能性に関する司法審査においては，第一次的に使用者の判断過程の適正さが問題とされるべきである。すなわち，医師の専門的判断を前提としてもなお復職可能性の評価が困難な事例について法的紛争が生じた場合，裁判所はまず，使用者が医師の専門的判断を適切に活用して復職可能性を判断していたかを審査すべきである。そして，ここで判断過程の適正さが担保されているのであれば，裁判所は，復職可能性の判断の適法性を肯定すべきであり，自ら医師の診断（復職可能性の判断時の診断，訴訟時の意見など）に依拠して復職可能性を事後的・回顧的な視点から審査し直すべきではないと考える。[7]

Ⅲ 休職期間中の所得をめぐる問題

1 賃　　金

休職期間中における賃金の取扱いは，傷病休職規程に従うことになる。ただし，試し出勤の実施を想定した規定がない場合には，その期間における賃金の取扱いについて問題が生じることも想定される。

この場合，賃金請求権の成否は，試し出勤の際に労働者が行った活動が，労働契約上の債務の履行に当たるか，より具体的には，使用者の指揮命令に基づく業務への従事と評価されるかによって決まるものと解される。そして，試し出勤の目的が，労働力の利用ではなく，もっぱら復職可能性の判断にある場合には，指揮命令下の業務従事という評価は妥当せず，賃金請求権は発生しないと解すべきである。もっとも，試し出勤では外形的には業務従事と区別しにく

---

6) 休職による労働者の不利益を指摘して類似の規範を導く裁判例として，マルヤタクシー事件・仙台地判昭61・10・17労判486号91頁。
7) 復職可能性の判断過程にも着目する裁判例として，前掲注4)・東海旅客鉄道事件。ただし，同判決は，裁判所自身による復職可能性の審査と，使用者が行った判断過程の適正さの審査とを併用しており，かつ，使用者が行った判断過程の適正さを否定している。

い活動がなされていることに鑑みると，この目的の峻別は，それを基礎付ける十分な事実（主観的事情としての労働者の認識，客観的事情としての活動の内容など）に基づいて行われるべきである。[8]

すなわち，労働者の認識については，①使用者が目的（復職可能性の判断）を明らかにしていることに加えて，②使用者が活動の時間・内容，健康配慮の内容（配慮措置の実施，健康状態に応じた活動からの離脱の許容など）などを説明することで目的の徹底を図っていることが求められるべきである。また，活動の内容については，③活動（内容，期間など）が復職可能性の評価に必要な範囲内に留まっていること，④労働者の健康状態への配慮（個々の事例に応じた不調の原因への配慮を含む）がなされていることが求められるべきである。

2　傷病手当金・休業補償給付

(1)　支給要件

休職期間（試し出勤期間を含む）においては，健康保険法または労災保険法に定められる要件を充足することで，傷病手当金または休業補償給付が支給され，当該期間について一定の所得保障（補償）が行われる。すなわち，傷病手当金は，①業務外の傷病による療養のため，②労務に服することができない場合に支給され（健保99条1項），休業補償給付は，①業務上の傷病による療養のため，②労働することができないために，③賃金を受けない場合に支給される（労災14条1項）。これらの支給要件の充足性は，とりわけ試し出勤の実施に当たって問題となる。

要件①については，医師の判断を重視して充足性が判断される。[9] 通常，試し出勤は医師による復職可能の診断を前提として行われるが，この診断は，労働者の健康状態が復職可能な程度に回復したことを意味するものであり，当然に不調が治癒したことまで意味するものではない。したがって，診察・服薬等を

---

[8]　試し出勤の法的性質をめぐっては，試し出勤の開始時点における復職の成否も問題となる。この点について争われた西濃シェンカー事件・東京地判平22・3・18労判1011号73頁は，出勤の目的・内容，活動の実態・処遇などに照らして，当該事案における試し出勤の実施をもって復職がなされたとは評価できないと判断している。

[9]　仙台労基署長事件・仙台地判平24・1・12労経速2141号25頁。

継続しながら試し出勤を行う場合には，要件①は充足されると解される。

　要件②については，何を基準として労務不能（労働不能）の判断をするかが問題となる。傷病手当金は，労働者の本来の業務を基準としている[10]。これに対して，休業補償給付は，一般に労働不能であるかを問題とするが（多数説）[11]，休業中の所得補償の実効性のためには，少なくとも労働契約存続中は，労働契約の範囲内で従事すべき業務が存在しない場合には労働不能に当たると解すべきである[12]。このような理解を前提とすると，医師・使用者による健康状態・業務遂行能力に関する合理的判断の結果，労働者がいまだ試し出勤（復職可能性に関する評価）を継続すべき段階に止まっている場合には，要件②は充足されるものと解される。

　要件③（休業補償給付の場合）については，賃金全額の支払いを受けない場合のほか，賃金の一部の支払いしか受けない場合も含んでいる。したがって，試し出勤期間に賃金の一部が支払われる場合でも，要件③は充足される。なお，ここにいう賃金不支給は，労働契約上の賃金請求権の有無ではなく，現実の賃金支払いの有無によって判断される[13]（Ⅲ 2(2)も参照）。

　なお，傷病手当金には，同一の傷病に関して1年6ヶ月の支給期間が設けられている（健保99条2項。休業補償給付には，支給期間の制限はない）。同一病名が再発した場合には，治療状況・健康状態・勤務状況等を考慮して，先行する疾病が社会通念上治癒していたと認められれば，同一の疾病とは扱わないものとされている[14]。もっとも，これらの判断要素に照らせば，労働者が治療や勤務軽減を継続しながら復職し，その後に不調を悪化させた場合には，この社会的治癒の認定は困難である。メンタルヘルス不調を有する労働者の就労支援という

---

10) 法研『健康保険法の解釈と運用〔第11版〕』（法研，2005年）751頁。
11) 厚生労働省労働基準局労災補償部労災管理課編『労働者災害補償保険法〔7訂新版〕』（労務行政，2008年）354頁。
12) 多数説を前提としつつ，労働契約の解釈をとおして同様の帰結を導く見解として，山之内紀行「休業補償の要件」林豊＝山川隆一編『労働関係訴訟法Ⅱ』（青林書院，2001年）307頁。
13) 浜松労基署長（雪島鉄工所）事件・東京高判昭60・3・25判時1152号136頁。
14) 法研・前掲注10)書759頁。裁決例の分析として，岩村正彦「社会保障法入門」自治実務セミナー44巻10号（2005年）12頁以下。

観点からは，立法論として検討の余地もあると思われる[15]。

(2) 賃金との調整

傷病手当金については，賃金との調整規定があり，労働者が賃金請求権を有する場合には，その金額が傷病手当金に満たない範囲でのみ，傷病手当金が支給される（健保108条1項。なお，健保109条も参照）。これに対して，休業補償給付については，一部労働不能の場合に関する調整規定が置かれているのみで（労災14条1項但書），当該給付と賃金との調整に関する一般的な取扱いは定められていない。そのため，使用者の安全配慮義務違反に起因するメンタルヘルス不調によって労働者が休業するなど，使用者の帰責事由に基づいて労働義務が履行不能になり（民536条2項），休業期間について賃金請求権が根拠付けられる場合には，休業補償給付（労災14条1項）と賃金との調整という問題が生じることになる。

これについて，近時の裁判例は，休業補償給付が支給された期間についても，労働者は賃金請求権をその全額について行使することができ，この場合には，休業補償給付が不当利得（民703条）になると判断している[16]。しかし，この解釈は，労災保険による使用者の保険利益を軽視するのみならず，労災補償給付の法的性質を看過するものとして支持できない。すなわち，この問題については，労基法上の休業補償請求権を含めた3つの請求権の関係を整除して，つぎのように解釈すべきである。

賃金請求権と労基法上の休業補償請求権とは競合し得るものと解され，これらが競合した場合には，労働者は賃金額の範囲内でいずれかの請求権を行使することができると解すべきである。したがって，労働者は，労基法上の休業補償を請求した場合には，賃金を，賃金額から平均賃金の6割（労基76条1項参照）を控除した金額についてのみ請求することができると解すべきである。

他方で，使用者は，労災保険法上の休業補償給付が行われるべき場合には，

---

15) 慢性疾患に関する所得保障という観点から現行制度の問題を指摘する見解として，中野妙子『疾病時所得保障制度の理念と構造』（有斐閣，2004年）29-30頁。
16) 東芝事件・東京高判平23・2・23判時2129号121頁。同判決の問題点を指摘した上で，民法536条2項の適用の排除，および，損害賠償による解決（休業補償給付を控除した休業損害の賠償）を主張する見解として，三柴丈典「判批」判評645号（2012年）197-199頁。

労基法上の休業補償の責任を免れることになる（労基84条1項）。この免責は，双方の補償制度が業務災害に対する使用者の補償責任を共通の基盤とするものであることに鑑みて，労災保険法上の補償給付によって，労基法上の災害補償の支払いを代替させるものと解される。

このような関係を前提とすると，休業補償給付の支給要件が充足される場合[18]には，当該給付によって労基法上の休業補償の支払いが代替される結果，労働者は，政府に対しては，休業補償給付を請求することができ，使用者に対しては，賃金額から給付基礎日額の6割（労災14条1項参照）を控除した金額についてのみ賃金を請求することができると解すべきである。

Ⅳ 処遇をめぐる解釈論の意義と役割

本稿では，メンタルヘルス不調を有する労働者の処遇をめぐる問題について，当事者による自主的かつ合理的な行動の促進という観点を意識しながら，個々の法律問題の検討を行ってきた。

以上の検討のうち，人事上の措置の適法性を判断するに当たり，使用者の適切な対応を考慮する解釈（Ⅱ1），および，試し出勤期間の賃金請求権の成否を判断するに当たり，当該出勤についての使用者の説明を重視する解釈（Ⅲ1）は，使用者によるメンタルヘルス不調への対応についての情報提供を促進することにより，メンタルヘルス不調を有する労働者が治療に取り組む（または復職に向けた活動に取り組む）ための環境を整備するという意義を持つものである。

また，人事上の措置の適法性を判断するに当たり，使用者の適切な対応を考慮する解釈（Ⅱ1），復職可能性を判断するに当たり，使用者に医師の診断の尊重を求める解釈（Ⅱ2），および，所得保障（補償）給付請求権の成否を判断

---

17) 昭41・1・31基発73号。
18) 労基法84条1項に基づく免責は，労働者が労災補償給付を現実に受けた場合ではなく，所定の事由が発生して労災補償給付を受け得る場合に認められると解されている（丸高タクシー事件・大阪地判昭42・3・1労民集18巻2号157頁）。

するに当たり，使用者・医師の合理的判断を重視する解釈（Ⅲ 2(1)）は，使用者・労働者・医師によるメンタルヘルス不調の内容についての意思疎通を促進することによって，メンタルヘルス不調を有する労働者が職場に復帰する（または就労を継続する）ための前提を整備するという意義を持つものである。

　メンタルヘルス不調を有する労働者の処遇をめぐる問題を解決するに当たっての，このような関係当事者の関わりの重要性，とりわけ休職制度等の設計・運用主体である使用者の取組みの重要性を強調することで，本稿の結びとしたい。

（さかい　たけお）

諸外国のメンタルヘルスと法

三 柴 丈 典

（近畿大学）

I　はじめに——本稿の基礎

　本稿は，筆者が，2011年度から厚生労働科学研究費の補助を得て，計12名から成る研究班を組織し，実施して来た調査を基礎としている。当該調査では[1]，4名の関連領域の専門家の示唆を得つつ，6カ国の法制度調査を8名の法学者が担当し，筆者が総括を行っている。紙幅との関係上，その詳細は当該調査研究報告書に譲り，本稿では，2年目の調査結果を踏まえて考察した比較法の示唆のみを論じる。

II　比較法の示唆

1　確保されるべき実体的理念

　上記の調査結果から，産業精神保健法という法領域を観念した際，1次〜3次予防施策の全てにおいて確保されるべき実体的理念は，①個別性（個性・背景・脈絡の考慮），②（連携的）専門性，③多面性，④柔軟性，⑤継続性，⑥人間性（心理的特性の考慮），⑦客観性，及びこれらすべてを包括する⑧手続的理性の8要素であることが判明した。

　以下では，この理念を基底に置き，各論を論じる。なお，産業精神保健はメンタルヘルス（以下，「MH」という）と同義で用い，MHの定義については，趣旨・総括で論じたところによる。

---

[1]　平成24年度厚生労働科学研究費補助金調査研究報告書（労働安全衛生総合研究事業）『諸外国の産業精神保健法制度の背景・特徴・効果に関する調査研究』（主任研究者：三柴丈典）。

2　1次予防施策のあり方

　1次予防面では，デンマーク，オランダ，イギリスのように，労働環境法や労働安全衛生法に基づく公権力の介入により積極策を講じている国もあるが，その成果が顕在化していない。調査対象各国は，概ね2000年前後から，その国の個性や法制度展開の脈絡に見合った方途，それも直接的に1次予防策を講じる方途から2次・3次予防に注力することで間接的に1次予防を推進する方途，はたまたその両者を組み合わせる方途など，様々な方途でこの課題に取り組んで来ており，結果的に各国の労働・社会保障法政策のエッセンスが凝縮したような様相を呈しているが，確たる成果を挙げてはいない。

　このうち欧州各国の1次予防政策は，ほぼ例外なく，心理社会的リスクを対象としたEUのPRIMA-EF（Psychological Risk Management-European Framework）の影響を受けている。この仕組みは，概ね，Job-D（Demand）C（Control）S（Support）を指標とするストレス評価モデルを活用したリスク調査・管理を中心としており，治療的な改善方式といえる。しかし，昨今は，より積極的に理想的な職場環境が持つ条件（competence）を類型化し，現実の条件をそれに適合させるよう誘うことで，良好な職場環境形成を包括的に実現していく改善方式（proactive approach）の方が有効と考えられるようになって来ている。

　他方，リスク管理手法をベースにした制度の下でも，積極的な取り組みを行っている国では，既に個別的な成功・失敗事例の集積が図られて来ており，そのうち成功例は概ね，一定の標準を踏まえつつ，個々の事業の特性や脈絡を踏まえた個別的な取り組みであることがうかがわれる。

　となれば，国の産業精神保健法政策でも，いわば性能要件化，すなわち一律的な規準への適合性審査ではなく，現場で実効性の挙がる方策の許容と法政策への積極的な吸収への発想の重点の移行ないし追加が求められる。要件となる性能の指標としては，デンマークなどが採用している，休業率，作業関連疾患罹患率，自発的離職率，職務満足感，業務パフォーマンス，守秘条件下での意見聴取の結果などが参考になるが，MH問題の多因子性，多様性，多層性などを考慮すれば，そうした最終指標に変化が現れる過程にある中間指標（管理者研修の実施件数，産業医面談の実施件数など）を重視する必要もある。また，この

シンポジウム I （報告④）

課題の心理的特性に鑑みて，リスク・アセスメント手法に加え，組織の長所の調査と伸張を図るグッド・ポイント・アセスメント手法を併用する方策も，実効性の向上に貢献する可能性がある。

　日本の安衛法政策でも，既に医師による個別面談や個別的な就業上の措置の勧告など，専門性と労使間協議に基づく個別的方策の基礎は提供されているが，現行安衛法第28条の2を準用する第88条に規定されるメリットを産業精神保健対策にも発展的に拡充するような，より積極的かつ柔軟な施策が求められていると解される。

　こうした施策は，補償・賠償上の過失責任の切り分けに貢献する可能性もある。すなわち，欧米で法政策上講じられているような合理的な対策（①心理社会的なリスク管理とその手続への労使の参加，②衛生委員会等での施策の審議，③専門家・専門機関の活用，④種々の差別禁止施策や合理的配慮の実施等）を積極的に講じた事業主には，たとえ科学的に原因の不分明な損害が生じた場合にも，手続的理性を尽くしたとみなされ，労災認定を免れ，民事上の過失責任が免責ないし減責される可能性は高まる。そして，民事上の責任ルールの具体化は，組織の日常的な行為規範に影響を与えるため，至局，予防文化の拡大に繋がる可能性もある。

3　各国の法制度が対策の射程に捉えているメンタルヘルス問題

　デンマークやイギリスなどの公権力の介入による積極的予防策を講じている国では，作業関連ストレスによる休業や業務遂行能力の低下などを射程に捉えているので，日本でいう MH 不調と同様に，精神疾患・障害以外の労働や日常生活に影響を及ぼす問題が幅広く捉えられていると解される。[2]

　フランスでも，EU のリスク管理政策を継受した対策（労働法典 L.4121-1，2条等）[3]では同様と解されるが，モラル・ハラスメント対策（同 L.1142-1 条，刑

---

[2]　なお，今回の法制度調査では，日本で注目されている，いわゆる「新型うつ」の概念を射程に収めている国は見あたらなかった。ただし，気分変調症と訳されるディスチミア（Dysthymia）は，ICD-10 の F34（持続性気分〔感情〕障害）に分類されており，国際的に精神疾患の一部として取り扱われている。

[3]　ただし，L.4121-2 条⑦は，精神的ハラスメントのリスク管理を規定している。

事法典222-33-2条等)や雇用平等対策(労働法典 L. 1132 条等)では,精神疾患・障害はおろか不調の存在すら問われていない。

　ドイツでは,既存の法制度の枠組みでは,業務上と捉えられる精神疾患・障害の範囲が極めて狭いうえ,たとえ私傷病(ないし法制度上職業性疾病として取り扱われないもの)として賃金継続支払法や社会法典による救済(第5編:傷病手当金,第9編:事業所編入マネージメント[4])を受ける場合にも,運用上,概ね疾病罹患の故に労働不能である旨の医師の診断書の提出が要件とされているので,その射程は医療上の疾病障害への対策に限られる。しかし,私傷病でも受けられる保障が手厚く,結局企業側の負担が大きくなることや,従業員の休業,労働生産性などを意識して,一部の企業では,不調レベルの問題への対策も図られるようになって来ている段階と解される。

　アメリカでは,障害者差別禁止法の枠組み内で,雇用主が合理的な配慮さえ提供すれば職務の本質的機能を果たせるレベルの障害者が(合理的配慮を含めた)救済の対象とされて来た。もっとも,障害者の定義自体,同法の性格や機能を決する大問題であり,多くの議論を生み,法改正の契機ないし要因ともなって来た。そして現段階では,必ずしも医科学的裏付けがなくても,他者とのコミュニケーションや,仕事への集中,睡眠や自身の世話などに生活を実質的に制限するような機能的な障害が現にあるか,そのような記録があるか,そのように認識される事情がある限り,同法の適用を受けるなど,比較的広い解釈基準が確立されている。

　結論的に,日本の法制度で MH 対策を強化する際には,主として心理社会的・物理的リスク要因により長期(概ね2週間以上)にわたり労働能力に制限を受けることが専門家や諸事情から客観的に裏付けられる者の発生を防止することを射程に捉えるべきと解される。ただし,フランスやアメリカの法制のように,不当な差別等による人格的利益の侵害を防止する観点も求められよう。

---

4) 段階的な職場復帰や,労働能力や健康状態に応じた適職配置などにより,再発再燃防止や雇用維持を図る措置。

4 強制的方策と誘導的方策のいずれが適当か

ストレス要因の健康影響に関する科学的知見が不足していること，諸外国の関連法制度でも，顕著な成果を示している例が存しないことに加え，精神障害を含めた MH 不調の特質を踏まえると，現段階で一律的な実体的規制による強制的方策を採るには困難を伴う。たとえば，精神障害者に対する合理的配慮を義務づける場合にも，身体障害者に対するバリアフリー建築などの一律的措置ではなく，当該労働者の症状や個性をよく知る者との隣接配置，フレックスタイム制の適用を典型例として，医学等の専門所見を踏まえつつ，本人希望と事業上の都合を調整する個別的な措置が求められることは，アメリカの ADA (Americans with Disabilities Act) に基づくガイドラインからも示唆される[5]。心理的反応からは主観性を排除できないこと，ある集団が幻想に支配された基底的想定集団 (basic assumption group) から脱し，それ本来の作業課題を遂行するには，メンバー同士の「率直な開示と対話」が鍵になるとする Bion, W. R. (1897-1979) の見解も後押しとなろう[6]。

とはいえ，全てを当事者の任意に委ねる誘導的方策が適当とも言い切れない。オーダーメード志向の対策を講じる中で，①嫌悪感に基づく差別的取扱の禁止，②各労働時間単位の間の休息時間の確保，③急激かつ大幅に労働条件が変化した場合の支援体制の構築など，一般性のある条件が判明すれば，一律的な義務規定の設定も求められる。

5 心理学的アプローチの正当性・妥当性

MH 対策では，作業関連ストレス状況の調査から介入，効果測定に至るまで，個人や組織の心理（学）的特性を考慮せざるを得ない。我々の研究班によるイギリスやデンマークの法制度調査からは，心理学的アプローチについて，以下のような特徴的態度が看取された。

①そもそも自然科学は，人間心理の実相や作用を捉え切れていない。

---

[5] EEOC Enforcement Guidance on the Americans with Disabilities Act and Psychiatric Disabilities (1997).
[6] Bion, W. R.: Experiences in Group and Other Papers, 1961.

②心理学的な事実は，そもそも百面相であり，相対的なものにとどまる。心理学的調査研究では，介入のあり方自体の個別性が高いことからも，確証性の高い前向き・大規模・横断的コホート調査などは極めて困難である。

③たとえ同じ事象についても，捉えどころ，表現・伝達方法により，相手方への伝わり方が変わる可能性が高い。個人や組織の中には，事実に関する客観的な指摘や批判に耐えられない者が多いことも，こうした理解を支援する。

したがって，科学的な事実の検証を多少放棄しても，結果志向で臨むべきであり，組織の心理学的診断などでも，その対象設定から診断結果の分析・評価，伝達に至るまで，このような姿勢が容認されるべきではないか，と。

問題は，法（政策）的観点からみたその妥当性（ないし妥当範囲）と正当性である。実のところ，法政策・解釈論も実質的に類似の性質を内包していると解されるが，たとえ具体的対応策を個々の事業者に委ねる場合にも，当該事業場における休業率等のデータや関連情報の的確な把握は求められるべきであろう。

とはいえ，現段階では，ストレス状況の確実な把握はもとより，実効的な介入方法，特に組織的介入方法については，世界的に汎用的な研究成果を得られておらず，たとえ1次予防のためのリスク管理システムの一般化を図っても，P（Plan）-D（Do）-C（Check）-A（Action）サイクルのうち，D（Do）やA（Action）の場面で逡巡する担当者を増やしかねない。よって，グッドポイント・アセスメントの併用，中間指標の開発等の推進により，問題の心理的特性を踏まえた介入方法と効果について，引き続き調査研究を進める必要がある。

6 就労経験を持たないか，特別な配慮を受けずに就労した経験を持たない真正精神障害者対策と，過重なストレス要因へのばく露により不調に陥った者等，適切な休養・支援により復職可能な仮性精神障害者・不調者対策の関係

イギリスやアメリカの法制度調査からは，社会的包摂の理念の下で，両者を連続的に捉える必要性がうかがわれる。真正障害者の就労環境の改善は，仮性障害者・不調者のみならず健常者の就労環境の改善にも貢献し得るし，逆も然りと解されるからである。とはいえ，遺伝を含めた内因的な素因や疾患を持つ

ことが多く，職業・日常生活面での機能障害が前提となる真性精神障害者対策では，快復の可能性やゴール設定等で対応に違いが生じ得る。

そこで，イギリスの Jobcentre Plus や Remploy 社，ソーシャル・ファームのほか，日本の先駆的企業などが果たしている役割を参考に，産業と福祉の窓口兼バッファーとなる組織の創設について検討する必要が生じる。その際，客観的な労働能力の審査を前提に，障害レベルを重度と中・軽度等に区分したうえで，発症の経緯，症状経過，本人のパーソナリティや志向性，従前の労働能力等に応じ，個別的，専門的，多面的，継続的，人間的，客観的支援を行う必要がある。また，症例にかかるコントロール・タワー（窓口兼連携の核）となる人物と，彼らを孤立化に追い込まないためのプラットフォーム，彼らと使用者や使用者団体との有機的連携が求められる。加えて，コントロール・タワーとなる機関や人物は，関係情報を一元的に管理する必要があり，そのために障害となる医療個人情報の取扱い規制などは，合理的な範囲で排除される必要がある。

また，仮性精神障害者の休職管理や復職支援でも，組織外にコントロール・タワーを設ける方途は検討に値しよう。デンマークでは，地方自治体が，症例の利害関係者（使用者，医師，失業局，労働組合，リハビリ施設，病院・診療所）と協力して，当該症例に応じた個別的かつ柔軟な行動計画を策定し，同人に継続的に関与することを義務づけられている。オランダでは，労働保険実施機関（UWV）が，使用者の復職プランを審査し，労使間に労働者の労働能力の存否，リハビリ勤務の効果，配置予定の職務内容等について意見の対立が生じた場合には，彼らの求めに応じて専門的意見を発する役割を担っているほか，リハビリ勤務に特化した専門的受入事業所（re-integratiebedrijf）が，企業外で遂行される代替業務全般につき，使用者団体との情報共有を図りつつ，アドバイザー兼教育訓練機関としての役割を果たしている。

いずれにせよ，2次・3次予防施策と1次予防施策は「車の両輪」と解されねばならない。

7 発症・増悪事由の業務上外による対策の区別の可否と是非

この課題は，産業保健を含めた保健の発想と法の発想の相違を浮き彫りにする。

日本では，疾病障害の発症・増悪事由が業務上と認められれば，少なくとも労基法と民事法上，私傷病の場合より手厚い所得や雇用の保障がなされる。しかし，調査対象国では，そもそもストレス関連疾患を業務上疾病と認める枠組自体に乏しく，両者を区分して対応を図る発想に乏しい。たしかに，アメリカの一部の州は，精神的なストレス要因による精神的な疾病障害に労災補償を行っており，オランダのように，雇用者と社会保障給付による保障とは別に，業務上疾病にかかる使用者への民事損害賠償請求訴訟を認めるところもあるが，そうした枠組，適用共に例外である。また，先述の通り，公権力の介入により業務上のストレス対策（1次予防対策）を講じている国もあるが，2次・3次予防面で業務上外を区別した対応を図っているわけではない。

そこで改めて，両者を区別した対応の可否と是非が問われる。実際問題として，日本の企業の多くは，ストレス関連疾患を私傷病として取り扱い，雇用条件に恵まれた大企業等であれば，その代わりに，概ね2〜3年間程度は一定割合の賃金と雇用が保障される制度を設けており，奇しくもヨーロッパの保障制度に概ね相当する内容となっている。他方，中小零細企業の多くはそれが叶わないため，結果的に業務上外を区分した法的救済が求められざるを得ない構造になっている。

結論的に，筆者は，対応の区分は，当事者や関係者の納得性を別にすれば，実施してもしなくても良いと考える。ただし，実施する以上は，早期の適正な業務上外認定が求められ，実施しないならば，ヨーロッパのように私傷病罹患者に対する手厚い雇用・賃金保障と積極的な1次予防対策をなすべきと考える。また，実施する場合には，労働基準監督署のような官公署とは別に，症例の業務上外について気軽に判断を求められる第三者機関を設ける必要があると考える。

シンポジウムⅠ（報告④）

Ⅲ　お わ り に

　筆者らは，最終年度に当たる今年度，以上のような比較法的な示唆を踏まえて国内でのアンケート調査や実地調査を実施し，関連領域の専門家との協議を重ねたうえ，具体的な法政策・法解釈論的な示唆を完成させる予定である。職域 MH は，喫緊の現場課題でありながら，「未」科学的な面が強い。よって，国内の法政策上も一定の試行錯誤は避けられないが，比較法制度的な調査研究により，国外の制度的な試行錯誤の結果を体系的，学際的に汲み取る作業が欠かせない。

　［付記］　本稿は平成23～25年度厚生労働科学研究費補助金（労働安全衛生総合研究事業）『諸外国の産業精神保健法制度の背景・特徴・効果に関する調査研究』（主任研究者：三柴丈典）による成果の一部である。

　　　　　　　　　　　　　　　　　　　　　　　　　　（みしば　たけのり）

《シンポジウムⅡ》
公務における「自律的労使関係制度」の確立の意義と課題

シンポジウムの趣旨と総括	根本　到
公務における自律的労使関係制度と議会統制	清水　敏
公務員の労働基本権と勤務条件法定主義との調整のあり方 ——国公労法案を素材にして——	岡田　俊宏
公務員法における法律・条例事項と協約事項 ——公法学の視点から——	下井　康史

《シンポジウムⅡ》

シンポジウムの趣旨と総括

根 本 到

(大阪市立大学)

Ⅰ　シンポジウムの趣旨

　公務における勤務条件決定システムは，民間におけるものとは異なり，労使交渉の余地は大きく制約されてきた。とくに，非現業一般職公務員については，勤務条件法定（条例決定）主義に基づく人事院勧告制度などが用いられ，国会や議会で勤務条件を決定する仕組みが導入されてきたのである。これは，争議権はもとより，団体交渉権や協約締結権まで制約されることを意味していた。
　しかし，2008年「国家公務員制度改革基本法」が成立し，その12条には，「政府は，協約締結権を付与する職員の範囲の拡大に伴う便益及び費用を含む全体像を国民に提示し，その理解のもとに，国民に開かれた自律的労使関係制度を措置するものとする」と定められた。また，同法附則2条にも「政府は，地方公務員の労働基本権の在り方について，第12条に規定する国家公務員の労使関係制度に係る措置に併せ，これと整合性をもって，検討する」と規定された。こうした規定をもとに，国家公務員については，人事院は勧告制度だけでなく組織自体を廃止し，内閣人事局，公務員庁，人事公正委員会の三つの機関を創設したうえで，争議権は付与しないものの，団体交渉権や団体協約権などを付与する「国家公務員制度改革関連4法案」（このうち，労使関係に関するものが国家公務員労働関係法案〔国公労法案〕）が2011年に閣議決定され，国会に上程がなされた。また，地方公務員についても，2012年に「地方公務員の労働関係に関する法律案」が閣議決定され，国会に上程がなされた。しかし，これらは結果として廃案となり，その後，学識経験者から成る「今後の公務員制度の在

シンポジウムⅡ（報告①）

り方に関する意見交換会」が立ち上げられ，その内容も踏まえ，政府は2013年6月下旬に，内閣人事局を2014年春に設置することを柱とする制度改革の基本方針を決定した。ただし，今のところ公務労使関係制度に関してはとくに何も示されていない。

　こうしたなかで，廃案になったとはいえ，公務労使関係に関する法案は，国家公務員制度改革推進本部に労使関係制度検討委員会や「ワーキンググループ（WG）」が組織され，そこが2009年12月に出した報告書である「自律的労使関係制度の措置に向けて」の内容をある程度考慮したものといえた。したがって，政治的にはともかく理論上は，公務労使関係制度改革案の意義や課題を検討する良き素材になると考えられたのである。

　そこで本シンポジウムでは，労働法学と公法学の立場から，これらの法案をもとにして，公務労使関係制度の全般的な検討を行った。①まず，清水敏会員に，労働法の観点から，この全体的な動向をふり返っていただき，団結権保障法制について報告をしてもらうことにした。②それに続いて，岡田俊宏会員に，団体交渉，団体協約および紛争調整の意義と課題について取り上げてもらった。③さらに，下井康史会員から，公法の観点から，自律的労使関係制度を確立するうえで，法律・条例で「何を」，「どこまで」規律できるのかについて報告していただいた。この3つの報告に対し，質疑を受け付け，討論を行ったのが，このシンポジウムである。

Ⅱ　報告の概要

　最初の報告者である清水会員からは，まず，法案制定にいたるまでの議論状況を紹介いただいたうえで，公務における労使自治の原則と民主的な統制との調整に焦点をあてて報告いただいた。とくに，国公労法案などについては，自律的労使関係の構築を目指すことを目的として，認証を受けた労働組合に団体交渉権および団体協約締結権を付与するとともに，不当労働行為救済申立て資格を付与し，紛争調整手続きに参画することを可能にしたもので，非現業国家公務員の労使交渉を抑制し，かつ労使間の合意を否認してきた現行法と比べ，

立法政策上の転換を意味するものであったと特徴づけた。ただし，同法案も，勤務条件詳細法定主義の原則を維持しつつ，自律的労使関係制度の構築を試みたものであるとして，労使自治の原則に過剰な統制が及ぶおそれもあるとした。また，以上のような総論的な課題とともに，団結制度に関する各論も検討され，消防職員等や「重要な行政上の決定を行う職員」について自律的労使関係の構築対象から除外した点および認証制度に過半数要件を採用した点については批判的意見を述べられた。さらに，本法案の適用対象労働者と現業職員とが参加する混合組合が締結した労使合意は，地方においては，地公労法上の労働協約になるのか，あるいは，本法案の団体協約であるのかといった問題が生ずることも指摘された。

つぎに，岡田会員には，国公労法案を中心として，団体交渉・団体協約制度および紛争調整制度を，公務員の労働基本権と勤務条件法定主義の調整の観点から検討していただいた。第一に，団体交渉については，現行法では非現業公務員には認められていない，団交拒否など不当労働行為の救済申立てを労働委員会に認めようとした点などについては評価することができるとされたが，管理運営事項を交渉から除外することについては，最終的には議会の判断に委ねられるとして批判的な見解が述べられた。また，交渉のあり方や打ち切りなどに関する詳細な手続規定や協約の公表に際し団体交渉の経過まで公表することについては，労働基本権に対する過剰な制約であると批判された。第二に，団体協約についていえば，協約締結権を認めるという意味で，非現業公務員の勤務条件決定システムを大きく前進させると評価したが，規範的効力を認めず，一定の実施義務しか認めないことについては，勤務条件法定主義から要請される法律事項を除いては批判的な意見が述べられた。第三に，紛争調整については仲裁裁定の問題を取りあげ，内閣の努力義務に限定したことを批判する一方で，各省大臣，会計検査院長または内閣総理大臣など紛争当事者でもありうる者に請求権が付与されていることは公平性を欠き，自律的労使関係制度が形骸化するおそれがあると批判された。

そして，最後に下井会員からは，公法学において勤務条件法定主義が憲法上の要請として理解されていることが述べられたうえで，協約による勤務条件決

定システムは，非現業公務員に関する現行法の勤務条件詳細法定主義とは矛盾するかもしれないが，公務員法は，公務員の労働基本権と勤務条件法定主義との調整，両立を志向すべきであるとの視点が提示された。例えば，団体協約に債務的効力のみを肯定する今回の法案についても，法律・条例の範囲内で協約を締結できるという制度は憲法適合的であるので，細部においては疑問があるものの支持できると評価された。そのうえで，公法学の視点から，いかなる勤務条件が必要的法律・条例事項であり，任意的法律・条例事項であるべきかを探るという課題が重要であると指摘された。具体的には，公務就任の平等原則や成績主義原則，身分保障原則などは必要的法律・条例事項になるとしたが，情勢適応原則，職務給原則・職能給原則，苦情処理手続などは，法律に定められなかった場合，労使自治に委ねられるべき事項になると報告された。

Ⅲ　討論の概要

シンポジウム後半の討論では，まず，古川景一会員から，勤務条件法定主義について，労働条件の引き上げと引き下げの二つの場面を分けて考えるべきではないかとの指摘がなされた。労働協約による労働条件の引き上げのみを念頭においていると考えられたからである。具体的には，重大な労働条件の不利益変更について，法律または条例提出の6か月前には協約締結の義務付けをするとか，団体協約で不利益緩和措置や経過措置を定めた場合，議会も尊重義務を負うような制度を構想したら，それについてどのように考えるかについて質問された。これに対し，清水会員や岡田会員からは，引き上げのみを念頭においていたわけではなく，引き下げの場面も考慮していたことが報告され，労使自治の原則を前提に考えざるをえないことなどが回答された。また，時間的に後になって，清水会員から，今回の法案は勤務条件詳細法定主義を採用しており，労使交渉の結果と異なり，議会が引き下げを決定した場合に，これを阻止する手段は何も講じられていないことも表明された。

つぎに，川田琢之会員から，国公労法案には，組合併存下の団体交渉のあり方のように，条文上明確な定めを置かず運用上の対処に委ねている点が多数存

在するが，これは立法上の不備ともいいうる一方，積極的な意義を認める余地があるかもしれない点であり，この点についてどのように考えるかという意見がなされた。これに対しては，下井会員から，内容によっては統一的な取扱いが必要とされるため，立法上の不備とみなされるような事項もありうると述べられたが，清水会員や岡田会員からは，組合併存下の団体交渉のあり方については，過去においても問題となってきたことであり，積極的な意義があるとはいわないまでも，立法上の不備ではないと回答がなされた。

また，地方自治総合研究所の上林陽治氏から，清水会員に対しては，今回の法案で労働協約の効力が制限されたことについては，公務員の勤務関係が行政処分としての任用行為であるという考え方と無縁ではないとして，任用制度のもとで労働協約権を確立することは困難であり，労働契約関係にあるとみられる公務員の領域を拡大することが近道なのではないかという意見が述べられた。これに対し，下井会員と清水会員からは，労働契約関係を基礎にして考えられたら望ましいが，任用制度と労働協約の効力論は少し区別して考えるべきであると回答された。また，上林氏から下井会員に対しては，権限行使の問題と組織内部の雇用関係の問題は切断されるべきではないかという視点から，国民に対して権利や自由を制限する権限を有する組織については勤務条件法定（条例決定）主義の根拠にならないのではないかとの質問が出された。例えば，地方自治法上の指定管理者は，公の施設の使用許可権限が与えられているが，株式会社等の営利団体も指定され，その雇用関係は労働契約関係を基礎に定められ，勤務条件法定（条例決定）主義の外にあるからである。これに対し，下井会員からは，上林氏の問題意識を十分理解したうえで，公務員の雇用関係には勤務条件法定（条例決定）主義が妥当するだけでなく，指定管理者のもとでの雇用関係についても公法的規律が及ぶ可能性があるとの指摘がなされた。

さらに，川口美貴会員から下井会員に対し，公務員の勤務条件に関して，法律・条例で規律することが禁じられる事項は具体的に何かについて質問がなされた。下井会員からは，試論的に，勤務時間，休暇，定量的な面以外の手当などがこれに該当する可能性があると回答された。また，閉鎖型任用制（独仏風。日本公務員制度の実態）と開放型任用制（英米風。日本法の建前）などについて考

え方が述べられたうえで，研修や部分的休業についても法律・条例で決めるのではなく，協約事項になると回答がなされた。また，事後になって，川口会員からは，法律または条例事項であっても，労働組合に協約締結権を付与するなど労働組合への関与の余地を拡げることは評価できるのではないかという意見が述べられた。その結果，3人の報告者から今回の法案については異論がある点もあるが，原則として賛成しているのは川口会員の述べられた視点と同一のものであるとの回答がなされた。

最後に，山川隆一会員から，第一に勤務条件の統一性が勤務条件法定主義とどのような関係にあるか，第二に勤務条件の統一性が要請されるとすれば，併存組合下の団体交渉制度との関係をどのように理解すべきかについて質問がなされた。まず下井会員からは，第一の点に関しては，勤務条件の統一性それ自体が憲法上の要請であるとはいえないが，統一性に類似した要請はあること，第二の団体交渉制度については排他的交渉代表制度を支持すると表明された。これに対し，清水会員からは，勤務条件の統一性を要請されることはなく，当局側の対応しだいであると回答された。

IV　ま　と　め

本シンポジウムでは，公務労使関係制度のあり方に関わり，国公労法案等を素材にして意義や課題が述べられ，それを踏まえて有益なコメントが展開された。とくに，民主的統制の要請を勤務条件詳細法定主義とは区別された勤務条件法定（条例決定）主義と理解し，報告者の討論の基軸がこれと憲法上の労働基本権との調整をどのように考えるかに置いた結果，労働法学と公法学の双方にわたって活発な議論が展開されたと考えている。ただし，今回の法案は，政治的には廃案になってしまったことから，今後の立法政策については，さらなる理論的進展を図り，適切な立法論を構築することが学会全体の課題となると考えられる。

（ねもと　いたる）

公務における自律的労使関係制度と議会統制

清 水 　 敏

(早稲田大学)

I　はじめに

　長年の懸案であった公務員の労働基本権問題について解決への一歩を踏み出すかに見えた国家公務員制度改革関連四法案および地方公務員改革関連二法案は，昨年11月16日に衆議院が解散されたため，いずれも廃案となった。昨年12月に新政権が成立したが，現時点では公務員制度改革の今後の動向を占うことは困難である。いずれにせよ，廃案となった関連法案とはいえ，これは，長い年月をかけ，困難な利害関係を調整した一定の成果であることは否定できない。近い将来，新政権のもとにおいて新しい法案が提出されるとしても，その検討過程において本法案が「たたき台」になることも十分想定されるところである。したがって，本学会としても，現段階においてこの法案に対して検討を加えておくこともあながち無駄とはいえないように思われる。
　さて，公務員労働関係制度を構築するにあたっての立法政策上の重要課題の一つは，公務における「集団的労使自治の原則」と公務員労働関係の議会統制(民主的統制)との調整を図ることにある。公務における労働関係を議会によって統制するに際して，その統制の強弱は集団的労使自治の原則，そして労働基本権の在り方に大きな影響を及ぼす。本報告では，先般，国会に提出された国家公務員制度改革関連四法案のうちの「国家公務員労働関係法案」(以下では，「国公労法案」という。)および地方公務員制度改革関連二法案のうちの「地方公務員労働関係法案」が考察の対象となるが，これらの法案が集団的労使自治の原則と勤務条件に対する議会統制の関連をどのように取り扱っているかを考察するとともに，その観点から両法案の意義と課題を論じようとするものである。[1]

なお，説明の便宜上，主として国公労法案を考察の対象とし，必要に応じて地方公務員労働関係法に言及することとしたい。

Ⅱ 自律的労使関係制度の概要

1 法案成立までの経緯[2]

今回の公務員制度改革の直接的な端緒は，2005年の「行政改革推進法」にもとづいて設けられた「行政改革推進本部専門調査会」が2007年10月に公表した「報告書」であった。この報告書は，人事院勧告制度の廃止と自律的労使関係制度の構築を内容とするものであったが，これは，2008年に成立した国家公務員制度改革基本法に受け継がれることとなり，同法の12条において「自律的労使関係制度を措置するものとする」旨の規定が設けられた。その後，同法にもとづき国家公務員制度改革推進本部に，労使関係制度検討委員会やその下に「ワーキンググループ」が設置され，2009年末には，「自律的労使関係制度の措置に向けて」と題する報告書が提出された。政府ならびに国家公務員制度改革推進本部は，この報告書をもとに検討・協議を重ね，2011年に国公労法案を国会に提出した。また，地方公務員に関しても，2012年11月に地方公務員労使関係法案が閣議決定され，国会に上程されたが，上記のように同年11月16日の衆議院解散によって，いずれも廃案となった。

---

1) 国家公務員労働関係法案を取扱った文献として，根本到「『国家公務員の労働関係に関する法律案』で提示された制度の内容と課題」労働法律旬報1755号（2011年）6頁以下，渡辺賢「国家公務員制度改革と統治の仕組み」労働法律旬報1755号（2011年）18頁以下，また，法律時報の特集『国家公務員労働関係法システムの大転換』84巻2号（2012年）の一連の論文（和田肇，渡辺賢，武井寛，道幸哲也，晴山一穂，清水敏および田村達久執筆），座談会『転機を迎える国家公務員労働関係法制』（荒木尚志，岩村正彦，山川隆一，山本隆司，渡辺章），清水敏「公務における勤務条件決定システムの転換」自治総研402号（2012年）102頁以下，および地方公務員労働関係法案について，小川正「『地方公務員の労働関係に関する法律案』の内容と課題（上），（下）」自治総研2013年1月号および同年2月号，下井康史「公務員の団体交渉権・協約締結権」季刊労働法221号（2008年）92頁等参照。
2) 公務員制度改革の従来の経緯について，毛塚勝利「公務労使関係システムの構築に関する議論の現在と問題点」季刊労働法230号（2010年）73頁参照。

2 国公労法案の概要

　自律的労働関係の構築を目的とする国公労法案は，同法案が適用される職員の範囲および労働組合の定義を定めた後[3]，認証[4]を受けた労働組合に団体交渉権および団体協約締結権を付与し，中労委による調整手続きへの参加を可能にした。また，認証を受けた労働組合には，不当労働行為救済申立資格を付与した。この結果として，人事院勧告制度は廃止されることとなった。

　これらの措置は，非現業国家公務員の労使の交渉を抑制し，労使間の合意を否認してきた現行国家公務員法に比し，立法政策上の大きな転換を意味し，労働基本権保障への第一歩としての意味をもつものと評価できるものであった。

Ⅲ　自律的労使関係と議会統制

　次に，本法案は，この自律的労働関係に対していかなる統制を加えようとしているかについて検討を加えたい。

　一般に公務員の勤務条件を含む労働関係は，程度の差こそあれ，議会統制の対象となることは避けられない。さしあたり，わが国における議会統制の立法例を簡潔に考察してみよう。概ね，二つのパターンに大別できる。それは，議会による直接的な統制と間接的な統制であり，前者は，さらに法律による統制と予算による統制とに区分できよう。

---

3) 地方公務員労働関係法案において，消防職員は，「職員」の定義から除かれ，同法案の適用から除外された。ただし，消防職員については，改正消防組織法案にもとづいて，現行地方公務員法と同様の「職員団体」を結成することが認められ，登録を受けた場合には交渉権を行使することが可能となる。また，不利益取扱も禁止される。
4) 現行の登録制度の廃止によって，「企業別労働組合主義」を強いる状態はなくなったものの，新たに，認証に関して過半数要件が課されることとなった。このため，厳密には，公務員労働組合の「仲間を選ぶ自由」に対する制約が残されることとなったが，特定独立行政法人労働関係法および地公労法と異なり，非現業公務員の労働組合になぜ過半数要件が必要であるのか，疑問が残る。

シンポジウムⅡ（報告②）

1 直接的統制

(1) 法律による統制

公務員制度は、任用手続き、服務規律、分限、懲戒など、制度の根幹を形成する事項に関しては、法律によって定められることが多い。しかし、これに加えて、職員の給与、勤務時間、休日または休暇等の勤務条件も法律によって規律するか否かは各国の立法政策によって相違がある。わが国の国公法は、法律による規律を選択し、広範な勤務条件を、詳細に規律することを求めている（本稿では、以下において、これを勤務条件詳細法定主義の原則と呼ぶ。）。

公務員労働関係に勤務条件詳細法定主義の原則が採用された場合でも、これと集団的労使自治の原則とにどのような関係を持たせるかは、立法政策上、いくつかの選択肢がありうると思われる。これに関して現行国公法は、労組法および労調法の適用を除外し、職員の交渉権を制限し、かつ団体協約の締結を否認している。したがって、同法は勤務条件詳細法定主義の原則と集団的労使自治原則とは相容れないものとして捉えられていると解することができよう。また、全農林警職法事件の最高裁判決も、現行の国公法がこの立場に立っているとの解釈を示している[5]。

(2) 予算による統制

次に、公務員制度の根幹を形成する事項を法律で定めつつも、給与、勤務時間、休日または休暇等の具体的勤務条件については、詳細法定主義の原則を採用せず、集団的労使自治に委ねる立法政策がある。したがって、給与等の勤務条件は、原則として団体交渉・労働協約で決定されることになる。これは、勤務条件の法律による規制は存在しないが、なお勤務条件のなかの給与等については議会の予算統制権限との調整が必要となる。給与等に関する団体協約が当初予算の範囲内に収まる限りは、すでに関連予算支出については議会の議決を

---

5) 最高裁は、全農林判決において、現行公務員法の解釈として次のように言及している。「公務員の……勤務条件は、……労使間の自由な交渉に基づく合意によって定められるものではなく、……国会の制定した法律、予算によって定められることになっている。……」（全農林警職法事件・最大判昭48・4・25刑集27巻4号547頁）。これによれば、現行公務員法は、勤務条件詳細法定主義の原則を採用しているがゆえに、労使自治の原則を適用する余地なしとの立場に立っているといえよう。

経ているがゆえに，新たに議会権限との調整問題は生じない。他方，「予算上，資金上不可能な支出を内容とする」協定が締結された場合，議会の予算統制権限との調整が必要となる。現在の「地方公営企業等労働関係法」10条（地方公営企業のみ）および改正前の「特定独立行政法人等労働関係法」（平成24年6月27日法律第47号）16条（国有林野事業のみ適用）がこれに該当する。

2 間接的統制

他方，特定独立行政法人や特定地方独立行政法人に対する予算統制は，間接的である。特定独立行政法人には，あらかじめ使途を定めない運営費交付金が国から交付され，法人の裁量により予定の使途以外に流用することも，翌年度に繰り越すこともできる。したがって，地公労法のような予算調整に関する規定を必要としない。かわって，特定独立行政法人職員の給与の支給基準および勤務時間等に関する規程を定め，これを公表することを義務づけている（57条2項，58条1項）に過ぎない。また，同法人は，常勤職員の数を主務大臣に報告する義務を課せられる（60条1項）とともに，政府は，これを国会に報告しなければならない（同条2項）とされている。このように勤務条件に対する間接的または事後的な議会統制の立法例が存在することにも留意する必要があろう。

3 本法案の立脚点

以上の考察から明らかなように，これまでのわが国の立法例は，いずれも，「勤務条件詳細法定主義の原則と労使自治の原則は相容れない関係にある」との認識を前提として立案されている。これは，戦後の公務員労使関係に対する議会統制の在り方を支配した確固たる認識であったといえよう。全農林事件の最高裁判決もこのような解釈によって組立てられていると考えられる。

これに対して本法案の前提は，現行法が採用している勤務条件詳細法定主義の原則を維持しつつも，他方で「自律的労使関係の構築」を試みようとするものである。すなわち，本法案は，職員の労働組合が団体交渉・団体協約の締結を通して勤務条件を決定することを促進しようとするものである。これは，勤

務条件詳細法定主義の原則と労使自治の原則とは両立可能であるとの認識に立っていると解することができ，戦後の公務員労働関係を規律する二つの基本原則に関する立法政策上の認識を大きく転換または修正する試みと解することができよう。

Ⅳ　勤務条件に対する議会統制と憲法

　本法案は，自律的労働関係制度の構築を実現しようとしつつも，なお勤務条件詳細法定主義の原則を堅持したことによって労使自治原則に一定の影響を及ぼしている。この影響は，まず，団体協約に規範的効力を付与しないことに表れている。また，法律及び政令の制定・改廃を要する事項について団体協約を締結しようとする場合，当局は事前に内閣の承認を得なければならないとされていた（14条2項）が，これも勤務条件詳細法定主義の原則と無関係ではない[6]。すなわち，勤務条件詳細法定主義の原則が採用された結果，制度上，団体協約は，労組法上の労働協約のみならず，地公労法上の労働協約とも異なる独特の制度になった。換言すれば，少なくとも，団体協約に関する制度は，勤務条件詳細法定主義原則によって大きな制約を受けているといわざるを得ない。

　しかしながら，公務員の団体協約の効力等に重大な制約を及ぼす勤務条件詳細法定主義の原則は，公務員の労働関係に不可欠の要件であったのであろうか。すなわち，この原則は，果たして憲法上の要請と解すべきであろうか。この点について，以下で検討してみよう。

　公務員は，憲法上，「全体の奉仕者」と規定されていることから，公務員が全体の奉仕者として円滑に職務を遂行するために，公務員制度の基本的枠組みを法律によって定めることは憲法上の要請と解することができよう。

　憲法73条4号は，内閣の職権の一つとして「官吏に関する事務を掌理すること」を掲げつつも，「法律の基準」に従うべきことを条件にしているが，この趣旨は，猟官性の弊害を排し，民主的，効率的かつ客観的な人事管理の実現に

---

6) この点に関する詳細は，本誌本号の岡田論文を参照されたい。

あると解せられる。したがって、統制の対象となる主たる事項は、公務員の採用、昇任、分限、懲戒、服務または退職管理等の事項など、公務員制度の根幹を形成する事項となろう。したがって、これらの事項は、憲法上、法律によって規律されるべきこととなろう。

　問題は、これに加えて職員の給与、勤務時間、休日または休暇などの勤務条件事項についても法律で定めることによって議会統制の対象とすることが憲法上の要請か否かである。これらの勤務条件についても、当局の恣意的な決定から個々の公務員の利益を保護する必要性があり、そのためにはそれらを法定することが必要との見解が存在する。確かに、集団的労使自治原則の法的枠組みが十分な発達を遂げる以前の時代においては、個々の公務員の利益を保障する意義を有していたといえるであろう。すなわち、当局の恣意的あるいは一方的な勤務条件引き下げの防波堤としての機能を果たし得るものであった。しかし、憲法の労働基本権の保障にもとづき集団的労使関係の法的枠組みが確立した現時点においては、詳細法定主義の原則は、却って公務員の、とりわけ集団としての公務員の権利・利益を損なう虞があるといわねばならない。

　他方、公務員も勤労者である以上、団結権にもとづいて労働組合を結成し、団体交渉権を行使して勤務条件の決定に参画する途が与えられるべきことも憲法上の要請である。このような公務員に対する労働基本権の保障は、当局による勤務条件の恣意的決定に対する対抗手段が保障されていることを意味し、勤務条件詳細法定主義の原則を適用することによって、あえて個々の公務員の勤務条件を保護する必要性に乏しいといわなければならない。

　以上のことから、勤務条件詳細法定主義の原則は、今や憲法上の要請と解すべきではないと思われる。

　このような解釈は、従来の最高裁判決の論理とも一致すると思われる。すなわち、たとえば、全逓名古屋中郵事件最高裁判決は、公務員の団体交渉権は憲法上当然に保障されているとは言えないとの見解を前提としつつ、次のように述べる。[7]

---

7) 名古屋中郵事件・最大判昭52・5・4刑集31巻3号182頁。

シンポジウムⅡ（報告②）

「国会が、その立法、財政の権限に基づき、一定範囲の公務員その他の公共的職務に従事する職員の勤務条件に関し、職員との交渉によりこれを決定する権限を使用者としての政府その他の当局に委任し、さらにはこれらの職員に対し争議権を付与することも、憲法上の権限行使の範囲内にとどまる限り、違憲とされるわけはないのである。」。

もっとも、上記のように解することは、公務員の給与または勤務時間等の勤務条件が議会統制に服することをすべて否定するものではないことは前述のとおりである。地公労法のように、集団的労使自治の原則を採用しつつも、「賃金その他の給与」に関する「予算上資金上不可能な支出を内容とする協定」についてのみ議会の権限との調整を要する選択肢や特定独立行政法人のように、間接的な統制方法も採用することも可能であったといえよう。さらに、また、給与以外の勤務条件についても国政調査権（憲法62条）等を行使することによって勤務条件に対して議会統制を及ぼす途が用意されている。

以上のように、公務員にも原則として労働基本権の保障が及ぶこと、そしてその勤務条件を法律以外の方法によっても議会によって統制できることを考慮するならば、労使自治の原則の適用を制約する虞のある勤務条件詳細法定主義の原則をあえて憲法上の要請であるとまで解すべきではないと考える。

自律的労働関係制度の構築のためには、公務における勤務条件の民主的統制

---

8) 前掲の全農林事件の最高裁判決にも以下のような叙述があるが、同様な見解を示唆しているように思われる。
　「……このように公務員の給与をはじめ、その他の勤務条件は、……原則として、国民の代表者により構成される国会の制定した法律、予算によって定められることとなっているのである。その場合、使用者としての政府にいかなる範囲の決定権を委任するかは、まさに国会みずからが立法をもって定めるべき労働政策の問題である。」（下線、筆者）。
9) 普通地方公共団体に関しては、地方自治法に基づく統制権限の一つとして100条の規定が設けられている。すなわち、「普通地方公共団体の議会は、当該普通地方公共団体の事務（……）に関する調査を行うことができる。この場合において、当該調査を行うため特に必要があると認めるときは、選挙人その他の関係人の出頭及び証言並びに記録の提出を請求することができる。」とされている。
10) ILO結社の自由委員会も、公務員（ドイツの州の官吏である教員）の勤務条件を法律で定める原則を採用していることを理由に団体交渉権・労働協約締結権を一般的に否認する立法政策に対して批判的である（Report No. 302, (March 1996), Case No. 1820〈Germany〉paragraph. 109.）。

を必須の要件であることを肯定しつつも，可能な限り団体交渉の結果である労使合意が尊重されねばならない。このような観点からは，本法案は，勤務条件詳細法定主義原則から離れ，特定独立行政法人労働関係法または地方公営企業等労働関係法の例に倣うべきではなかったろうか。

Ⅴ　むすび

　本法案は，公務に自律的労働関係制度を構築する目標を掲げ，原則として，団体交渉によって勤務条件を決定する途を用意し，また，労使合意（団体協約）の存在を肯定することによって公務労働関係に労使自治原則を適用する余地があることを認めた。その意味で，本法案の持つ積極的な意義は，率直に評価しておきたい。

　しかし，自律的労働関係制度の構築にあたり，公務における勤務条件の議会統制を必要であることを肯定しつつも，可能な限り団体交渉の結果である労使合意が尊重されねばならない。このような観点からは，本法案における勤務条件詳細法定主義原則の採用は，給与法および勤務時間法などの事項に関する限り，公務における労使合意に「過剰な議会統制」が及ぶ虞があることは否定できず，部分的にせよ集団的労使自治原則の適用範囲を狭める虞なしとしない。とりわけ，地方公務員の場合，その虞が大きい。すなわち，現状を前提にすれば，国家公務員の場合，勤務条件の詳細については人事院規則に委ねられている割合が大きいのに対して，地方公務員の場合は，その勤務条件が地公法のみならず条例によっても定められている割合が高いため，地方議会が勤務条件決定に関与する頻度が高くなることは否定できない。これは，地方公共団体が「大統領制」を採用していることと相俟って，労使自治原則の適用範囲を国公労法案以上に狭める虞があることを指摘しておきたい。このように勤務条件詳細法定主義の原則は，自律的労働関係制度の構築という目標に合致するものであるかは疑問であり，将来の法案検討作業の中での見直しが望まれる。

（しみず　さとし）

公務員の労働基本権と勤務条件法定主義との調整のあり方
——国公労法案を素材にして——

岡　田　俊　宏
（弁護士）

I　はじめに

　今般の「国家公務員の労働関係に関する法律案」（以下，「国公労法案」という。）は，勤務条件法定主義を前提としつつも，団体協約に一定の効力を認めるなど，公務員の労働基本権（憲法28条）と勤務条件法定主義との調整を図ろうとしており，その点では評価することができる。もっとも，問題はその調整の仕方が適切か否かである。

　そこで，本稿では，公務員の労働基本権（団体交渉による勤務条件決定原則）と勤務条件法定主義原則との調整という観点から，現行法と比較しつつ，団体交渉，団体協約及び紛争調整の各規定を分析し，特に後者の要請を重視しすぎている部分を批判的に検討する。また，国公労法案では，勤務条件の統一的取扱いや，行政機関相互の関係など，勤務条件法定主義以外の要請を重視して公務員の労働基本権を後退させている部分もあるので，それらの要請が労働基本権の制約を正当化するものか否かについても検討を加える。

　これらの検討を通じて，公務員の労働基本権と勤務条件法定主義等との適切な調整のあり方について論じることが，本稿の目的である。

1）　本稿では，「勤務条件法定主義」を，現行法の勤務条件詳細法定主義とは異なる概念で用いている。現行法のような詳細な勤務条件の法定を憲法等が要請しているとは考えられないが，憲法15条，41条，73条4号，83条等の規定からすると，公務員制度の基本原則や勤務条件決定の大枠に対するある程度の民主的統制（議会の関与）は要請されているといえる。本稿では，この民主的統制の要請のことを「勤務条件法定主義」と呼ぶ（したがって，労働基本権とは二律背反ではなく，両立可能なものである。）。

Ⅱ 団体交渉

1 現行法
(1) 現業公務員

現業公務員については，勤務条件詳細法定（条例決定）主義はとられていない[2]。これらの職員の労使関係は，特労法ないし地公労法によるが，同法に定めがないものについては労組法が適用される（特労法3条，地公労法4条）。団体交渉に関しては，若干の特則が設けられているものの，基本的には勤務条件を団体交渉によって決定できる仕組みが採用されている。また，使用者の団交拒否については，労組法における不当労働行為救済制度の対象となる。

(2) 非現業公務員

これに対し，非現業公務員については，勤務条件詳細法定主義がとられている。そのため，労組法の適用が排除され（国公法附則16条，地公法58条1項），労組法上の団体交渉とは異なる特別の制度がとられている。登録職員団体からの適法な交渉申入れに対し，当局は「申入れに応ずべき地位に立つ」ものとされているが（国公法108条の5第1項，地公法55条1項），団交拒否を禁ずる明文の規定はなく，労組法のような特別の救済制度も設けられていない。また，交渉の当事者・担当者や手続・対象事項等，労組法にはない詳細な規定が設けられている（国公法108条の5，地公法55条）。そのため，従来から団体交渉権の過度な制約ではないかという議論があった。

2 国公労法案

国公労法案では，団交拒否を不当労働行為として禁止する旨の規定が設けられ（9条2号），労働委員会による救済制度が新たに導入されるなど（5章），評

---

[2] 特定独立行政法人職員（特労法適用），地方公営企業職員及び特定地方独立行政法人職員（地公労法適用）並びに単純労務職員（地公法準用，同法附則5項）を指す。なお，従前特労法の適用対象であった国有林野事業職員は，2013年4月1日よりその適用を外され，非現業公務員となっている。

価すべき点もある。しかし，現行国公法と同様，対象事項の制限や詳細な手続規定が存続している点が問題である。

　第一に，国公労法案は，団体交渉の対象につき，管理運営事項を除外する規定を引き続き設けており（10条2項），これまでと同様の問題が生じる。行政上の管理運営事項は当局が国民，住民の付託を受けてもっぱらその責任において執行すべきであるとの見解もあるが[3]，勤務条件法定主義から要請される法律事項については，団体交渉の対象としたとしても，最終的には議会の議決によって決定され，民主的統制が及ぶことになるのであるから，団交事項から除外する理由はない。勤務条件に関係がある限り団交事項になるとの解釈をすることで一応の解決を図ることはできるものの，このようなあいまいな概念を存続させることは，当局による不当な団交拒否の余地を残すことになり，団体交渉権の制約につながりかねない。

　第二に，団体交渉の手続について，国公労法案は，参加人数，議題等に関する予備交渉，交渉担当者，交渉の打切り等に関する詳細な規定を引き続き設けている（12条）。これらの規定は，勤務条件法定主義から当然に要請されるものではなく，公務の能率性等を重視して置かれているものと思われるが，団体交渉権に対する過度な制約である。自律的労使関係を確立するためには，手続についても労使交渉に委ねるべきである。

　第三に，国公労法案は，当局に対し，団体交渉の議事概要の公表を義務付けている（12条6項）。これは，透明性の確保や国民の理解といった点が同法案の目的規定（1条）で強調されていることの現れであり，広い意味での民主的統制を図ることがその趣旨と考えられる。しかし，団体協約の公表（15条2項）についてはともかく，交渉の内容まで公表させることは，自由な交渉を阻害するおそれが高く，法律で一律に義務づけることには疑問がある。

3）　例えば，橋本勇『逐条地方公務員法〔第2次改訂版〕』（学陽書房，2009年）921頁。

Ⅲ 団体協約

1 現行法
(1) 現業公務員

既に述べたとおり，現業公務員については勤務条件詳細法定主義は採用されていない。その結果，労働協約締結権が認められ（特労法8条，地公労法7条），締結した労働協約には労組法16条により規範的効力も認められる。

もっとも，地方公営企業職員（及び単純労務職員）については，「給与の種類及び基準は，条例で定める」とされており（地公企法38条4項），部分的に勤務条件条例決定主義が採用されている。そこで，地公労法は，条例と協定（＝労働協約）との調整規定を設け，条例に抵触する協約が締結された場合には，長に条例の改正等に係る議案を議会に付議することを義務付け，条例の改正等がなければ，条例に抵触する限度で協約の効力が生じないとしている（8条）。また，予算上資金上不可能な支出を内容とする協約が締結された場合も，長に議会への付議を義務付け，議会の承認があるまでは資金を支出できないとしている（10条）。これに対し，規則等に抵触する協約が締結された場合については，条文の書きぶりが少し異なる（9条）。すなわち，長等に規則改正等の義務を課している点は同じであるが，規則改正等がなければ協約の効力が生じない旨の規定は存在しない。そのため，協約と規則との関係については，協約が優先するとの解釈も有力である[4]。

このように，現業公務員については，一定の留保が付されているものの，労働協約による勤務条件決定システムが認められている。これは，公務員の労働基本権と勤務条件法定主義との調整の1つのあり方を示すものであり，今回の国公労法案を分析する際にも参考になる。

(2) 非現業公務員

他方，非現業公務員については，労働協約締結権が明文で否定されている

---

[4] 下井隆史ほか『国営・公営企業の労働関係法』（有斐閣，1985年）72頁，旧国労法に関する東京中央郵便局事件・東京地判平3・8・7労判594号41頁等。

(国公法108条の5第2項,地公法55条2項)。地公法では,法令等に抵触しない限り「書面による協定」を結ぶことができるとされているが(55条9項),その効果については,原則として道義的・政治的責任を生ずるにとどまるとの解釈が実務上は有力である[5]。

すなわち,非現業公務員の団体交渉権は大幅に制約されており,民間のような労働協約による勤務条件決定システムは採用されていない。国家公務員であれば法律や人事院規則等によって,地方公務員であれば条例等によって勤務条件が決定されている。法令の規律が及んでいない部分については,労使合意の余地があるものの,現行法では勤務条件の大部分に法令の規律が及んでいることから,交渉によって決定できる範囲は極めて限定されている。

現行法は,勤務条件法定主義を憲法等が要請している範囲よりも拡大し[6],それに伴い公務員の労働協約締結権を完全に否定しており,両者の調整のあり方としては大いに疑問がある(ただし,最高裁は,当該規定を一律合憲としている。)。

2 国公労法案

(1) 問題の所在

国公労法案は,これまで労使合意による勤務条件決定の余地がほとんどなかった非現業公務員に対し,団体協約締結権を認めるものであり,これによって,非現業公務員の勤務条件決定システムは大きく前進することになる。しかし,同法案は,勤務条件詳細法定主義を堅持しており,団体協約に規範的効力を認めず,当局に一定の実施義務(法律事項については内閣に法案提出義務,それ以外の事項については対応する当局に政令等の制定・改廃義務)を負わせるのみである(17条)。国公労法案も,労働基本権と勤務条件法定主義との調整の1つのあり方を示しているが,現行の現業公務員における調整方法とは異なり,限定された協約締結システムが採用されたにすぎず,調整のあり方としては疑問が残る。

---

5) 橋本・前掲注3)書920頁,横浜市人事委員会事件・東京高判平8・4・25労判740号15頁等。
6) この点については,本号所収の下井論文参照。

(2) 対象事項に関する制約

　国公労法案及び国公法等の改廃を要する事項については，団交事項ではあるものの，団体協約事項からは除外されている（13条ただし書）。これは，国公労法案等に定められた公務員制度の基本原則については，立法者の専権事項とする趣旨だと思われる。しかし，協約の対象としたとしても，その効力を債務的効力（内閣の法案提出義務）に限定すれば，勤務条件法定主義の要請は確保されるのだから，協約の対象から除外する理由はない。[7]

　また，国公労法案等の規定のすべてが公務員制度の基本原則にかかわるものとは考えられず（例えば，在籍専従の期間に関する国公労法案7条3項），後述するとおり，そのような事項については政令等に大幅に委任することが必要である。

(3) 効力に関する制約

　勤務条件法定主義から要請される法律事項については，労使合意のみによって決定することは許されず，その範囲では公務員の労働基本権も後退せざるを得ない。したがって，国公労法案が法律事項につき規範的効力を否定したこと自体は是認し得る。

　もっとも，自律的労使関係を実現するためには，民主的統制が要求される度合いに応じて，法律事項，政省令事項及び通達事項の振り分けを行い，法律事項（公務員制度の基本原則や勤務条件決定の大枠等）以外の事項については，政令等に大幅に委任することにより，労使が自律的に決定できる範囲を拡大することが必要になる。また，国公労法案は，法律の制定・改廃に関する団体協約の効力として，内閣の法案提出義務を定めるのみであり，国会を拘束するものとはしていないが，団体交渉権との適切な調整という観点からすれば，国会に対し団体協約の尊重義務や否決する場合の説明義務を課すなど，何らかの制度を設けるべきである。[8]

　これに対し，国公労法案が，政省令事項及び通達事項についても団体協約の

---

[7] 渡辺賢「国家公務員の労働条件決定システムと議会制民主主義の要請」法時84巻2号（2012年）12頁。

[8] 荒木尚志ほか「〔座談会〕転機を迎える国家公務員労働関係法制」ジュリ1435号（2011年）22頁〔山本隆司発言〕，晴山一穂「団体交渉と立法措置」法時84巻2号（2012年）33頁。

効力を債務的効力に限定していることには疑問がある。同法案は，勤務条件の統一的取扱い（憲法14条）を重視しているものと思われるが，憲法上統一化が要請されるのは，勤務条件の基本的部分だけであり，細部の運用等の統一化までが要請されているとは考え難い。規範的効力を一切認めないと，当局が団体協約を実施しなかったり，団体協約を無視して独自に勤務条件を変更したりする事態も生じ得ることになり，問題がある[9]。

そこで，政省令事項及び通達事項については団体協約に規範的効力を付与し，政省令との抵触については，上述した現行地公労法における調整方法を採用すべきである。すなわち，統一的取扱いが要請される勤務条件については政省令事項として整理したうえで，政省令に抵触する内容の協約が締結された場合には，当局に政省令の改正等の措置を義務付けるという方法である。この場合，政省令が改正されるまでの協約の効力をどうするかが問題となるが，上述した現行地公労法の解釈のように，協約を優先させるべきであろう。そうすると，政省令の改正等が実施されるまで一時的に異なる取扱いが生じ得ることになるが，憲法28条から許容される別異取扱いであり，憲法14条違反の問題は生じないものと考える[10]。

(4) 内閣の事前の承認

国公労法案では，法律及び政令の制定・改廃を要する事項について団体協約を締結しようとするときは，当局はあらかじめ内閣の承認を得なければならないとされている（14条2項）。これは，法案提出権及び政令の制定・改廃権限が内閣にあることに配慮した規定である。しかし，労働基本権との適切な調整という観点からすると，内閣の事前の承認は不要とすべきである[11]。ちなみに，現行地公労法では，企業管理者が条例に抵触する協約を締結する場合について，

---

9) 債務的効力の履行確保措置は制度化されていないため，実施義務違反が生じた場合，国家賠償請求や実質的当事者訴訟（行訴法4条後段）による救済しか方法がない。
10) 民間の場合，労働協約締結の結果として，当該組合の組合員とそれ以外の者との間で労働条件に違いが生じることは，当然許容されている。就業規則の改訂によって労働条件の統一化が実現されることが多いが，それは使用者に委ねられているのである。これに対し，公務員の場合，勤務条件の統一化は（憲法上の要請とみるかはともかく）民間よりも強い要請であるといえ，規範的効力を認めつつも制度として統一的取扱いを実現する仕組みを設けることが望ましい。

地方公共団体の長の事前の同意を要求していない。

Ⅳ 紛争調整

1 現行法

特定独立行政法人の紛争調整については，特労法に定めがある（6章）。また，地方公営企業等の紛争調整については，調停・仲裁の開始要件及び仲裁裁定の効力について地公労法に特別の規定があるほかは（14〜16条），労調法の規定が準用されている（4条）。

仲裁裁定の効力については，両当事者の服従義務とともに，政府ないし長（＝当事者以外）の実施努力義務が定められている（特労法35条1・2項，地公労法16条1・2項）。地公労法では，予算及び条例等に抵触する仲裁裁定の効力について，団体協約と同様，議決権留保が付されており（16条），ILOが要求する争議権否認の代償措置の要件を完全には満たしていない。しかし，最高裁は，仲裁手続を争議行為禁止の代償措置の1つと位置づけ，争議権否認を合憲としている。

なお，非現業公務員については，紛争調整の制度は存在しない。

2 国公労法案

国公労法案では，非現業公務員につき，現行の現業公務員と類似の紛争調整制度が設けられた。しかし，法律及び政令の改廃を要する事項に関する仲裁裁定の効力が，内閣の努力義務（法案提出ないし政令改廃の努力義務）に限定されており（41条），団体協約よりも効力が弱められている点が最大の問題である。[12]これは，行政機関相互の関係を考慮して，内閣の事前の承認手続を設ける代わりに，内閣に一定の裁量を与えたものと考えられるが，行政機関相互の関係を重視しすぎるあまり，仲裁裁定の効力を尊重する姿勢を欠いていると言わざる

---

11) 調停案・あっせん案の受諾の際にも同様の問題が生じる。なお，地方の場合，執行機関多元主義がとられているため，さらに問題が大きい。
12) 清水敏「紛争調整，代償措置および争議行為の禁止」法時84巻2号（2012年）39頁以下。

を得ない。現行法のような両当事者の服従義務が定められておらず、これで争議権否認の代償措置たり得るのかという問題もある。

この点については、少なくとも現行地公労法のような調整方法を採用すべきであるが、さらに、立法府を拘束する裁定を認めることも検討すべきであろう[13]。

Ⅴ　ま　と　め

今回の法案では、全体的にみて勤務条件法定主義等への配慮が優位に立っており、公務員の労働基本権との調整のあり方としては課題が残るものとなっている。

勤務条件法定主義等に配慮しつつも、公務員の労働基本権を十分に保障するためには、勤務条件法定主義等から要請される法律事項を確定させ、それ以外の事項については、労使間の交渉によって大幅に決定できる仕組みにすることが必要である。

　　　　　　　　　　　　　　　　　　　　　　　　（おかだ　としひろ）

---

13)　地公労法におけるような立法府の議決権留保は、比較法的に見ると必ずしも絶対的な要件ではない（菅野和夫「公共部門労働法(二)」曹時35巻11号（1983年）2195頁）。

公務員法における法律・条例事項と協約事項
―― 公法学の視点から ――

下 井 康 史

（千葉大学）

I　は じ め に

　私見によれば，公務員の労働基本権保障と勤務条件法定主義という，二つの憲法上の要請を両立・調和させるためには，法律・条例の範囲内で協約の締結を認めることが望ましい。これは，公務員の勤務条件――ここでの勤務条件とは，給与や勤務時間等に限らず，「職員が地方公共団体に対し勤務を提供するについて存する諸条件で，職員が自己の勤務を提供し，又はその提供を継続するかどうかの決心をするにあたり一般的に当然考慮の対象となるべき利害関係事項」（昭和26年4月1日法務府法意一発20法制意見第一局長）を意味する――のうち，法律・条例（以下，単に「法律」とする）が規律する事項については協約を締結できない――少なくとも協約の効力を制限する――のに対し，法律が定めていない事項や，法律を適用するための具体的基準については，協約の締結を認める法制度とすることが，より憲法適合的であるとの主張である。かかる主張によれば，具体の法制度設計にあたりまず検討すべきは，公務員の勤務条件のうち，「何を」「どこまで」法律で定めるべきか（法律事項）の画定だろう。この点が決まれば，協約事項の範囲も自ずから帰結される。そこで以下では，本報告のテーマに関する報告者の基本的視点をやや詳しめに紹介した後（II），法律事項たる勤務条件の範囲について，必要的法律事項（III）と任意的法律事項（IV）に分けて論じることとしたい。なお，本報告における検討は，専ら公法学，とりわけ行政法学の観点からのものとなる。

シンポジウムⅡ（報告④）

Ⅱ 基本的視点[1]

1 勤務条件法定主義と労働基本権保障の両立・調和

　勤務条件法定主義が憲法上の要請であることは，公法学において一般的に受容されている。憲法上，公務員が全体の奉仕者とされ（憲法15条2項），その選定罷免が国民固有の権利とされる（同条1項）以上，公務員制度のあり方につき，少なくともその基本的な部分は，主権者たる国民の代表としての国会が法律で定めるべきこと（議会制民主主義）は当然だからである[2]。とはいえ，非現業公務員の勤務条件を相当程度まで詳細に規律する現行実定公務員法の内容が，勤務条件法定主義という憲法上の要請を満たす唯一の解というわけではない。このことは，現業職員に留保付協約締結権を承認する制度（特定独立行政法人労働関係法16条1項，地方公営企業等労働関係法10条）も，憲法上の勤務条件法定主義の一体現とされていること（名古屋中郵事件・最大判昭52・5・4刑集31巻3号182頁参照）から明らかだろう。公務員の勤務条件のうち，「何を」「どこまで」法律で定めるかは，相当程度まで国会の立法裁量に委ねられ，非現業についての現行法制は，かかる立法裁量に基づく選択肢の一つにすぎないのである。

　他方，公務員の多くは，民間企業労働者と同様，憲法上の勤労者であるから，その労働基本権が保障されなければならない（全農林警職法事件・最大判昭48・4・25刑集27巻4号547頁）。その意味において，国会の上記立法裁量は制約される。すると問題は，憲法上の要請としての勤務条件法定主義と労働基本権保障とを，いかに両立・調和させる実定法制を構想すべきかという点に収斂しよう。財政民主主義（憲法83条）も問題となるが，この点が直接的に関連するのは給与制度に限られるため，以下では，より広い射程を有する勤務条件法定主義のみを扱う。

---

1) 下井康史「公務員」公研75号（2013年公刊予定）も参照。
2) 参照すべき文献は多いが，藤田宙靖『行政組織法』（有斐閣，2005年）266頁，宇賀克也『行政法概説Ⅲ〔第3版〕』（有斐閣，2012年）321頁以下，下井・前掲注1）のみを挙げておく。以下，紙幅の都合上，引用文献が限定されることをお断りしておく。

以上のように、公務員法制の設計にあたっては、異なる憲法上の要請を調整しなければならない。この点で、公務員勤務法制と民間雇用法制とは憲法上の基礎を異にする[3]。かかる差異は、実定法レベルにおける両法制の相違を導くが、この相違は、憲法上の基礎における差異に相応するものでなければならない。非現業公務員に関する現行実定法制は労働基本権を著しく制約しており、勤務条件法定主義の重視に偏していることは否定し難く、上記の相応性を満たしているのか疑わしい。その合憲性はともかく、立法政策的妥当性は、なお議論の対象となり得よう。私見によれば、法律の範囲内で協約の締結を認めるという、いわば公法的規律と私法的規律を協働させる法制度こそが、勤務条件法定主義と労働基本権の保障とを両立・調和させ、憲法上の基礎における差異と実定法上の相違とを相応させる、より憲法適合的な仕組みと考える。

2　国家公務員労働法案と地方公務員労働法案について[4]

　では、国家公務員制度改革関連法案の一つとして2011年通常国会に提出された国家公務員労働法案（以下、「国労法案」という）、及び、地方公務員制度改革関連法案の一つとして2012年臨時国会に提出された地方公務員労働法案は――いずれも廃案とされた――、どのように評価されるべきか。

　両法案の眼目は、一般職の非現業公務員に、団体協約という名の協約を締結する権利を承認することにあった。しかし、国労法案は（以下、便宜上、国家公務員制度改革にのみ言及する）、①国家公務員労働法や国家公務員法（以下、「国公法」という）、検察庁法及び外務公務員法の改廃を要する事項を、団体交渉事項には含めるものの、協約事項から除外する（国労法案13条ただし書）。その他の

3）　塩野宏『行政法Ⅲ〔第4版〕』（有斐閣、2012年）260頁。
4）　国労法案を含めた国家公務員制度改革関連法案については、宇賀・前掲注2）書227頁以下、西谷敏＝道幸哲也＝中窪裕也編『新基本法コンメンタール労働組合法』（日本評論社、2011年）354頁以下（根本到執筆）の他、労働調査2011年9月号、労旬1755号（2011年）、ジュリ1435号（2011年）、季刊自治と分権45号（2011年）、法時1043号（2012年）所収の各論攷を参照。地方公務員労働法案については、その素案に関する下井康史「地方公務員制度における新たな労使関係の構築に向けて（覚書）」地方公務員月報平成24年6月号（2012年）2頁参照。山本隆司「地方公務員と団体協約締結権」地方公務員月報平成24年2月号（2012年）2頁も参照。

事項は協約事項とされたが、協約の効力は、当局に対し、協約内容の実現措置を講じることの義務付けに限られていた。すなわち、当局は、②上記各法律を除く法律の制定改廃を要する事項につき、協約内容を反映した法案を議会に提出する義務を（同法案17条1項・18条）、③法律の制定改廃が不要の事項については、行政立法（法規命令または行政規則）の制定改廃を通じて、協約内容を反映した措置を講じる義務を、それぞれ協約によって課せられるという制度である（同法案17条2項～5項）。協約の効力を債務的効力に限定し、規範的効力を否定するものだが[5]、②については債務的効力さえも制限的で、労使自律の程度は、民間雇用法制のみならず、現業公務員制度よりも明らかに劣っている。

とはいえ、③については、実効性確保措置の欠如という問題があるものの[6]、協約による勤務条件決定システムを実質的に導入したものと評し得る。行政立法の制定改廃が求められたのは、勤務条件を統一的に規律する必要性が重視されたためだろう[7]。その基本的方向性は十分に支持し得るが、ここで留意すべきは、同法案のような制度の下で、労使自律性の程度を左右するのは、団交・協約システムを規律する公務員労働法制よりも、国公法その他の公務員行政法制である点だろう[8]。これらの法律が多数の事項を詳細に定めていれば、それだけ行政立法事項が減り、実質的協約システムの及ぶ範囲は狭くなるのに対し、法律が限られた事項について、あるいは大綱的な基準しか定めていなければ、それだけ実質的協約システムの及ぶ範囲が広がるからである。したがって、改革関連法案ような制度の下では、法律で「何を」「どこまで」規律すべきかという、法律事項画定の検討がとりわけ重要な意味をもつことになろう。

5） 両法案の内容は、菅野和夫会員が想定する制度のいくつかに近い。菅野和夫「公務員の団体交渉の法律政策（三・完）」法協100巻1号（1983年）42頁、同「国家公務員の団体協約締結権否定の合憲性問題」『労働組合法の理論課題』（世界思想社、1980年）146頁参照。
6） 下井・前掲注4）14頁及びそこで引用の文献を参照。
7） 荒木尚志「公務員の自律的労使関係制度と民間における団体交渉制度」地方公務員月報平成23年9月号（2011年）11頁、下井康史「フランス法の視点から」ジュリ1435号（2011年）48頁、同・前掲注4）15頁。
8） 下井・前掲注4）19頁参照。

3 必要的法律事項と任意的法律事項

公務員の勤務条件のうち,「何を」「どこまで」法律が規律すべきか,この点は,相当程度まで,国会の立法裁量に委ねられよう。しかし,勤務条件法定主義が憲法上の要請であることの論拠（前述Ⅱ1）に照らせば,憲法上,法律によって一定程度まで詳細に規律すべきことが必要な事項（必要的法律事項）があるのではなかろうか。そして,法律で定めることを憲法から要請されるわけではないが,立法者の判断次第で,法律による規律が認められる事項,換言すれば,法律による規律の要否が立法裁量に委ねられる事項（任意的法律事項）の存在も否定されるべきではない。他方,労働基本権の保障が憲法上の要請であることに鑑みれば,上記の両法律事項を除いた事項は,実質的に協約で規律し得る事項――国労法案の仕組みであれば行政立法事項（前述Ⅱ2）――とし,法律による規律が排除されるべきである。なお,任意的法律事項のうち,法定されなかったものは,協約による規律の対象となる。また,私見の構想は,国労法案のように,法律事項につき,協約に基づく法案の提出を当局に義務付ける制度を否定するものではない。重要なことは,最終的決定権が議会に留保されているか否かである。

以上のような考え方に従い,法律の範囲内で協約の締結を認める法制度を構築すれば,勤務条件法定主義と労働基本権保障との両立・調和が実現できると考える。そこで以下では,具体的にいかなる事項が必要的法律事項であり,任意的法律事項であるかを検討したい。なお,本来であれば,法律による規律の対象（「何を」）だけではなく,その規律密度（「どこまで」）の検討も必要だが,紙幅と能力の都合上,前者のみを扱う[9]。また,現業公務員に関する現行法の内容や,地方公務員制度における法律事項と条例事項の切り分けも検討すべきであるが,これらについても割愛する。

---

9) 必要的法律事項と任意的法律事項の区別は,菅野・前掲注5)「国家公務員の団体協約締結権否定の合憲性問題」141頁が指摘する,憲法規定の「中核的要請」と「立法政策的要請」との区別に概ね対応しよう。

Ⅲ　いかなる事項が必要的法律事項か？

　既に別稿で論じたように[10]，私見によれば，公務員制度に関する憲法上の原則を実現するための制度については，その具体化を労使協議に委ねるべきではなく，国会自ら定めることを要する必要的法律事項となる。かかる原則の第一は，公務就任平等原則だろう。憲法はこの原則を明定しないが，公務員の選定罷免権が国民固有の権利であり，公務員は全体の奉仕者とされる以上，公務員制度における最も重要な憲法的要請と考える。具体的には，採用試験の公開平等を確保するシステム（国公法46条，地公法19条1項）や，公務就任に関する消極事由（欠格事由）の法定が（国公法38条，地公法16条），就任平等原則を支える制度として必要的法律事項となろう。

　次に，公務就任平等原則を最も良く体現するシステムとして，成績主義（メリット・システム。国公法33条1項，地公法15条）の具体化が必要的法律事項となろう[11]。具体的には，採用や昇任の手続としての競争試験や選考（国公法36条，地公法17条3項），人事評価・勤務評定（国公法70条の2以下，地公法40条）といった制度の整備が挙げられる。成績主義が，公務の政治的中立という，公務員の全体の奉仕者性から導かれる重要な憲法的要請を体現する制度であることも，必要的法律事項であることの論拠となる。

　更に，身分保障制度も，成績主義を担保する機能を有する以上[12]，必要的法律事項となろう。具体的には，懲戒や分限の処分事由（欠格事由発生による失職や定年退職を含む），処分権者，処分手続，処分内容，処分の効果等（国公法76条以下，地公法28条以下）が挙げられる。懲戒事由とは公務員の義務違反を意味する

---

10)　下井康史「公務員の団体交渉権・協約締結権」季労221号（2008年）102頁以下。本報告では，同論文における主張を部分的に修正している。
11)　菅野・前掲注5）「国家公務員の団体協約締結権否定の合憲性問題」141頁は，メリット・システムを基幹とするか，他のシステムを基幹にするかを立法政策的要請とする。
12)　下井康史「公務員法と労働法の距離」労研2002年12月号23頁。身分保障制度と解雇権濫用法理（労契法16条）との機能的類似と理念的相違については，その他，同「公務員の勤務形態多様化政策と公法理論」労働103号（2004年）44頁以下参照。

から、公務員に課せられる義務の内容も必要的法律事項となる。分限事由には勤務実績・勤務成績の不良が当然に含まれるところ、かかる事由に基づく分限処分につき、その適正を確保するためには、人事評価や勤務評定が適切に実施されなければならず、したがって、これらに関する基本事項は、成績主義の具体化として（前述）のみならず、身分保障との関係でも必要的法律事項となろう。なお、現行公務員法は、懲戒・分限処分の事前手続をほとんど整備しておらず、行政手続法も、公務員の職務や身分に関する処分には適用されない（行手法3条1項9号）。身分保障についての現状は、法律による規律が不足していると考える。

Ⅳ　いかなる事項が任意的法律事項か？（試論）

公務員法制の具体的ありようについては、様々な選択肢があり得る。このことは、諸外国の公務員制度が一様ではないことから示唆されよう。すると、国会には、自国の公務員制度をいかなるものとするかについて、政策判断に基づく選択をすることが、憲法の範囲内で認められるべきではあるまいか。かかる選択に委ねられるべき事項を任意的法律事項とするのが、報告者の提唱したい構想である。以下、未だ試論の域を脱していないが、現段階で報告者が任意的法律事項と考えるものの一部を簡単に紹介しておく。[13]

1　閉鎖型任用制か開放型任用制か

行政学の知見によれば、諸国の公務員制度は、閉鎖型任用制——採用の対象を主として新規学卒者に絞り、採用された公務員が、行政組織内部を継続的に昇進していき、定年まで勤務することを前提とする制度——と開放型任用制——特定ポストにおける職務従事のために職員を採用し、継続的内部昇進を前提としない公務員制度——とに分類される。[14] いずれも理念型としてのモデルであり、各国ともいずれかを純粋な形で採用するわけではないが、どちらかを

---

[13]　下井・前掲注1）では、一方的辞職禁止の採否も任意的法律事項としている。

ベースとするシステムにはなっている。

　いずれの任用制度をベースとするかは，公務員制度に関する憲法上の原則——公務員の全体の奉仕者性・政治的中立性，勤務条件法定主義，財政民主主義——，または，公務就任平等原則や成績主義，身分保障原則から帰結されるものではない。この点は，国会の政策判断に基づく選択に委ねられるべき事項だろう。さらに，かかる選択自体を労使協議に委ねるという判断も，立法裁量の範囲内ではなかろうか。つまり，ベースとすべき任用制度の採否が任意的法律事項と考える。もっとも，この問題が公務員制度の基本に関わる事柄である点を重視するならば，選択自体は必要的法律事項とすべきだろう。

　なお，閉鎖型任用制は継続的内部昇進を前提とするものであるから，その採用を法律で定めた場合は，昇進制度の詳細——昇進基準や決定手続の他，俸給表の法定も含む——を法律で整備することが，成績主義原則や身分保障原則に適う。[15]

2　情勢適応原則の採否

　現行公務員法は，給与，勤務時間その他の勤務条件につき，社会一般の情勢に適応するよう，国会や地方公共団体が一定の措置を講ずべきことを求めており（国公法28条，地公法14条），この原則が，公務員の給与を民間賃金レベルに準拠させる根拠とされる。しかし，かかる原則の法定は，公務員制度に関する憲法上の原則等（前述Ⅳ1）から要請されるものではなかろう。勤務条件の内容を社会情勢に適応させる公務員制度にするのかどうか，公務員の給与を民間準拠で決めるか否かは，国会の政策判断に委ねられる任意的法律事項と考える。なお，情勢適応原則を法定した場合は，民間賃金調査の必要性や調査機関如何が必要的法律事項となろう。

---

14)　ピーター・セルフ『行政官の役割』（成文堂，1981年）272頁以下，西尾勝『行政学〔新版〕』（有斐閣，2001年）136頁以下等を参照。この点に関するわが国公務員制度の問題点については，下井康史「フランスにおける公務員の任用・勤務形態の多様化（下）」自研81巻6号（2005年）125頁等参照。
15)　下井・前掲注10)104頁。

3　給与に関する原則の採否

現行公務員法は，公務員の給与について，職員の職務と責任に応じたものであることを求める（職務給原則。国公法62条，地公法24条1項）。かかる原則の法定も，憲法上の原則等（前述Ⅳ1）に基づく必然的帰結ではなかろう。給与支給対象如何を労使協議に委ねるのか，それとも法定するのか，法定するとして，給与支給対象を，職務と責任にするのか，公務員の職能または地位（身分給），あるいはそれ以外の要素とするのか，以上についても，国会の政策判断に委ねられる任意的法律事項と考える。

Ⅴ　おわりに

以上の拙い私見によれば，公務員の勤務条件には，必ず法律で定めるべき事項（必要的法律事項）と，法律による規律の要否が立法裁量に委ねられる事項（任意的法律事項）とがあり，これら両法律事項以外の事項——立法者の判断で法律事項から除外された任意的法律事項を含む——については，実質的に協約で規律し得る事項——国労法案の仕組みであれば行政立法事項（前述Ⅱ2）——として，法律による規律を排除する法制度が望ましい（法律の範囲内で協約の締結を承認する制度）。とはいえ，ⅢとⅣにおける検討によれば，法律事項はかなりの数に上る。私見の構想に基づく制度を導入しても，労使自律の程度は，民間雇用法制に比べて著しく低いものとなる。それでも，かかる法制度は，勤務条件法定主義と労働基本権保障との両立・調和を図る手法の一つとして，憲法的基礎の差異に相応した実定法上の相違を実現するものと主張したい。この立場からすれば，国家公務員制度改革関連法案と地方公務員制度改革関連法案は，少なくともその全体的方向性は十分に支持し得る。

[付記]　本稿は，平成25年度科学研究費補助金基盤研究（C）「公務員制度における公法的規律と私法的規律のあり方に関する日仏比較法研究」による研究成果の一部である。

（しもい　やすし）

《シンポジウムⅢ》

貧困と生活保障
――労働法と社会保障法の新たな連携――

シンポジウムの趣旨と総括　　　　　　　　　　　　　　　　石田　　眞

〈報告要旨〉　雇用と社会保障の新たな連携　　　　　　　　宮本　太郎
　　――日本型生活保障の解体をふまえて――

貧困と生活保障　　　　　　　　　　　　　　　　　　　　　島田　陽一
　　――労働法の視点から――

貧困と生活保障　　　　　　　　　　　　　　　　　　　　　菊池　馨実
　　――社会保障法の観点から――

シンポジウムの趣旨と総括

石　田　　眞
(早稲田大学)

I　シンポジウムの趣旨

　本ミニシンポジウムは,「貧困」と「生活保障」をキーワードに,労働法と社会保障法の新たな連携の必要性とそのあり方について問題提起をすることを課題として開催された。以下,この課題の背後にある問題関心を示すことを通じて,〈シンポジウムの趣旨〉を紹介するが,前提として,「貧困」と「生活保障」という用語について若干のコメントをしておきたい。
　ここでの「貧困」とは,経済的理由によって生活が苦しくなり必要最低限の暮らしができなくなる状態を意味するだけでなく,標準的な生活様式からの脱落＝社会的剥奪も含む概念(岩田正美『現代の貧困』(筑摩書房,2007年)32頁以下)であり,「生活保障」とは,「雇用と社会保障を結びつける言葉」であり,雇用と社会保障がうまくかみあって人びとの生活が成り立つ条件の実現を意味する概念(宮本太郎『生活保障』(岩波書店,2009年)iv頁)である。
　2008年のリーマンショックによる経済危機を前後して,わが国においても,安定した雇用の減少と非正規労働者の増大が顕著となり,〈失業の長期化〉,〈就労意欲喪失者の持続的存在〉,〈働いてもなお貧しいワーキング・プアの出現〉などにみられるように,稼得能力のある者や現に職に就いている者の貧困が問題になるようになった。こうした「新しい貧困」(岩田正美)の出現は,雇用と社会保障がかみあって人びとの生活を成り立たせる条件である「生活保障」(宮本太郎)のあり方を問うものであった。
　すなわち,大多数の労働者が生活に足る仕事に就けた時代には,雇用関係が維持され,労働法システムがうまく作動している限り,労働者とその家族には,

シンポジウムⅢ（報告①）

それなりに安定した生活が保障され，雇用関係が中断もしくは解消された場合にのみ，社会保障が出動・補完するものとされてきた。その結果，雇用と社会保障は，人々のライフサイクルの中では，雇用関係の有る無しにより守備範囲を明確に区別した上で補完関係にあると考えられ，労働法と社会保障法は，それぞれ別個の領域として機能分化していった。ところが，上記の「新しい貧困」の出現は，雇用と社会保障，労働法と社会保障法がそれぞれの守備範囲を守って調整をすることで事足りた時代がもはや終ろうとしていることを示している。一例を挙げれば，アメリカに次いでワーキング・プア率の高いといわれているわが国において，生活保護受給世帯の中で，稼働収入があっても最低生活に満たない世帯を含む分類上の「その他の世帯」の受給が飛躍的に増大していると言われており，生活保護が部分的に賃金補助の役割を果たしている。そして，こうした事態は，雇用と社会保障を結びつける「生活保障」という観点から，労働法と社会保障法が従来の守備範囲を超えて新たなかたちで連携する必要性を提起しているといえる。

Ⅱ　報告とコメントの概要

本シンポジウムでは，以上の問題関心に従って，まず，生活保障という観点から日本型生活保障の解体を踏まえての雇用と社会保障の新たな連携について総論的な報告（宮本太郎報告）を受け，次いで，労働法の観点（島田陽一報告）と社会保障法の観点（菊池馨実報告）から労働法と社会保障法の新たな連携の可能性とそのあり方について検討し，その上で，労働法学からのコメント（野田進会員）と社会保障法学からのコメント（丸谷浩介会員）をいただいた。以下，それらの概要を記す。

1　宮本太郎報告

宮本太郎教授の報告では，男性稼ぎ主の安定雇用を前提とした日本型生活保障の形成と展開およびその解体の概略が述べられ，とくにその解体の局面では，(a)雇用における日本型経営の終焉と非正規の増大，(b)貧困における生活保護率

の増大，(c)家族における30歳台前半の未婚率の増大と共稼ぎ世帯の多数化，(d)人口における生産年齢人口の減少，(e)貧困化と日本型社会保障の逆機能などが指摘された。その上で，雇用と社会保障の新しい包摂型連携の必要性が指摘されたが，包摂型連携にも二つ型，すなわち，(a)ワークフェア型包摂（労働市場のあり方に誘因を形成するよりも，家族，教育，失業などのから雇用へ向かう義務づけを優先し，雇用への包摂を図る）と，(b)アクティベーション型包摂（雇用から一時的に離脱し，家族，教育，訓練などに向かう回路やその間の所得保障を実現した上で，雇用の見返りを高めつつ，雇用と社会双方への包摂を図る）があると指摘された。包摂型連携のかたちは，脱商品化の程度，補完型所得保障のあり方，支援型サービスの水準，雇用機会創出にかかわる経済政策などによって分岐するが，宮本報告では，わが国の生活保障がアクティベーションの方向で展開するための条件について立ち入った議論がなされた。

2　島田陽一報告

島田陽一会員の報告では，まず，現代日本の貧困の構造的要因を，〈日本型雇用慣行を基礎とする社会制度が経済環境の変化の中で不整合となる一方，新しい社会的仕組みが形成されていないこと〉に求めたうえで，新しい生活保障の仕組みの形成こそが貧困問題の抜本的解決になると指摘する。問題は，新しい生活保障の仕組みとは何かである。それは，企業に過度に依存する仕組みから，雇用と社会保障の連携を前提とする生活保障の仕組みへの転換を意味するが，労働法学の立場からは，労働法と社会保障法の交錯領域を対象とする「生活保障法」の提唱ということになる。その上で，生活保障法の理念としては，労働者の主体性を重視し，労働者が自己のライフスタイルを自由に選択できることを基調に据えた職業能力養成を基礎づける理念であり，より具体的にいうと，キャリア権を基礎に社会保障の権利を付加したものであるとする見解が示された。

3　菊池馨実報告

菊池馨実会員の報告では，社会保障の目的の一つに「自律」のための前提条

件の整備があることに着目し，さらに，労働による生活の糧の獲得を通じてこそ人びとの人格的利益の実現が図られるという認識を踏まえ，社会保障法においては，金銭給付による生活保障にとどまらず就労支援をもその規範的要請として導き出すことができるとする考え方を提示する。そして，そこから，労働と社会保障の双方を組み込んだ法概念として「生活保障」の意義を考えるとする。その上で，「労働」，「失業」，「貧困」と「生活保障」との関係を分析し，現在問題となっている「低賃金」「失業」「貧困」はそれぞれ異なる次元の問題ではなく，多層的なつながりのある状態として捉え，包括的な法的対応が必要であると指摘する。具体的には，①生活上の特別な負担に対する保障の仕組みの整備・充実（児童手当，住宅手当など），②低賃金そのものを補完する制度的対応（給付付き税額控除，生活保護を受けながらの就労など），③長期・潜在失業者に対する就労・福祉支援が提案される。そして，そうした生活保障法を支える法理念としては，①生存権，②自律，③参加，④労働権が考えられると指摘された。

4　野田進コメント

野田進会員のコメントは，次の三点に要約できる。第一は，現状認識にかかわる問題である。報告者グループは非正規労働者の拡大を不可逆な現象であるとしているが，最近の労働者派遣法や労働契約法の改正動向をみると，むしろ非正規労働者の正規化の方向が見て取れるのであり，引き続き企業と正社員との関係のあり方を考えてゆく必要があるのではないかと指摘する。第二は，社会的包摂にかかわる問題である。貧困問題への対処として社会的包摂が言われるが，企業を離れた社会的包摂の具体像は明確ではないという疑問を提示する。第三は，労働法学にとって何が重要であるのかの問題である。労働法学にとって重要なのは，むしろ企業と労働契約の法理を充実させることによって労働者の社会的包摂を実現すべきでないのかと指摘する。

5　丸谷浩介コメント

丸谷浩介会員は，労働法から社会保障法が機能分化する際に社会保障法学においては生活主体概念を基礎とする生活保障法が主張されたが，現在はそうし

た従来の生活保障法概念では捉え切れない状況を前提として報告者グループの生活保障法概念が定立されていると理解し，社会保障法と労働法の交錯領域における問題として，以下の四点を指摘した。

　第一は，生活困窮者の「中間的就労」という場合，労働法の領域では，かかる就労支援の対象者の労働者性をどのように考えるのかが問題となり，社会保障法の領域では，それらの者が被用者保険の被保険者として把握できるのかが問題となるという指摘である。第二は，労働の意味をどのように考えるのかという問題である。この点に関しては，キャリア権論や人格的自律論を前提とすると，労働法の領域では就労請求権の再検討が問題となり，社会保障法の領域では雇用保険法における失業の概念の再検討が必要になるのではないかという指摘がなされた。第三は，ワーキング・プアへの対応策としての補完的所得保障制度をどのように考えるのかという問題である。とくに労働法からみると，低賃金の固定化や団体交渉制度を歪めるといった問題が出てくるのではないかという指摘である。第四は，アクティベーション型の包摂は就労意欲を喪失した積極的就労忌避者に対する新たな排除をもたらすのではないかという問題提起である。

Ⅲ　議論の概要

1　野田コメントに対して

　野田進会員からの上記コメントに対しては，島田陽一会員と宮本太郎教授からの応答があった。島田会員からは，①たしかに非正規労働者の正規化の方向はあるが，仮に正規化が実現したとしても，従来のような安定した正規雇用を提供できる基盤が喪失していることを前提として問題を考えた方がよいと考えること，②企業以外に社会的包摂の場を求めるのは現状では難しいことであるが，他方従来型の企業に包摂することも困難になっているとすると，「キャリア」を包摂のポイントにする方向を考えてゆく必要があること，③労働法と社会保障法の交錯領域について生活保障法という新たな概念を打ち立てるだけでなく，労働法固有の領域でやるべきことがあるのではないかという問題提起は

そのとおりであり，内部労働市場の法を契約論的に整備する必要はあるとの応答があった。

宮本教授からは，①企業と正社員あるいは限定正社員との関係および社会的包摂のあり様に関して，アクティベーション型の生活保障が実現しても，働く場がある種の凝集力あるコミュニティーであり続けることには変わりがないこと，②企業と労働契約との関係を深めることと，生活保障の新たなあり方，すなわち雇用と社会保障の新たな連携を考えることは段階論ではなく，両者は関連づけながら議論されなければならないのではないかという応答があった。

2　丸谷コメントに対して

丸谷浩介会員からの上記コメントに対しては，菊池馨実会員と宮本太郎教授からの応答があった。菊池会員からは，①労働の意味や価値との関係では，労働それ自体に規範的価値があると考えるからこそ，一般的な就労支援や職業訓練等の取組みだけではなく，福祉的支援や教育的支援も含めた労働に向けた取組みも可能となると考えること，②補完的所得保障制度については，直接的な賃金補填はたしかに低賃金の固定化につながるので否定的であるが，児童手当や住宅手当のような間接的な生活支援策はありうるという応答があった。また，宮本教授からは，アクティベーションが新たな排除を生むのではないかとう丸谷コメントの指摘に対して，アクティベーションとしては，就労動員のみを考えているのではなく，教育能力の開発の場や仕事と家庭の両立の場そして心や体を癒す休息の場への包摂をも考えているという応答があった。

3　雇用と社会保障，労働法と社会保障法の新たな連携について

報告者グループが提起した雇用と社会保障，労働法と社会保障法の新たな連携のあり方に関しては，木下秀雄会員から，「連携と交錯は同じなのか，スウェーデンなどの翼の保障型の連携なのか，生活していけない賃金，労働条件の雇用に対する社会保障給付は考えているのか」という質問がなされ，宮本教授からは，連携の意味が変わってきていること，とくにこれまでの相対的に安定した雇用と家族を前提とした連携は変わらざるをえないこと，そして連携のあ

り方としては，男性稼ぎ手のリスクに対応する「殻の保障」ではなく，性別，年齢を問わず人びとの社会参加を困難にするリスクに対応する「翼の保障」を考えていることが述べられた。

菊池高志会員からは，「失業なき労働移動はこれまでもあったのではないか，それが崩れたとしたら何時からなのか，そしてそれは何故なのか」という質問がなされ，宮本教授からは，たしかにわが国においても，失業なき労働移動をすすめ，労働移転がはかれたことがあり，それが日本的生活保障の時代であったが，それが崩れはじめるのは1995年の日経連の「新時代の『日本的経営』」あたりからであり，それも含めて雇用と家族が大きく変容したことが今日の問題の根源をなしているという応答があった。

西村淳氏（非会員，早稲田大学大学院）からは，「包括的連携の下で，雇用の不安定化を前提に所得保障で補完して生活保障を行う場合でも，低賃金で不安定な雇用が多く生じ格差社会になることは避けられないのではないか，また財源問題もあるのではないか」という質問がなされ，宮本教授からは，指摘の点はスピーナムランド的な直接的な賃金補助の場合には起こりうるが，生活保障の補完型を考えており，給付付き税額控除などの場合には莫大なコストがかかるというわけではないという応答があった。この補完的所得保障に関しては，笠木映里会員から，フランスの活動連帯所得（RSA）の紹介があった。笠木会員によると，RSAとは，ワーキング・プアの出現を契機に構想された働くことで不利にならないような給付システムのことである。RSAは，働くと給付の額が段階的に減少するという新しい仕組みで，就労しながら給付を受けられるという点で肯定的に受けとめられているが，給付（扶助）を受けながらの被用者を正面から認めることへの躊躇もあるという指摘がなされた。

4 正規・非正規・キャリア権について

中川純会員からは，「労働法からの連携のあり方として正規・非正規の壁を無くすようなドラスティックな方策は必要なのではないか，またその壁を無くす際にどのような社会保障との連携が考えられているのか」という質問がなされ，島田会員からは，壁を無くすのは難しいが，壁を低くすることは可能であ

シンポジウムⅢ（報告①）

り，そのための方策としてジョブ型雇用のような多様な正社員制度が考えられるという応答があった。

　脇田滋会員からは，①「無限定正社員は否定ないし克服すべき課題ではないのか」，②「年収130万円という社会保険の被扶養者年収基準が日本的パートの低賃金の温床になっており，社会保障法と労働法の悪しき連携なのではないか」，③「『キャリア権』の具体的成果を教えてほしい」という質問がなされ，島田会員からは，①報告では非正規について論じたが無限定正社員の労働のあり方をいかに規制を加えることも併せて議論していかなければならないし，ジョブ型（限定）正社員の問題としても考えていかなければならない，②社会保険の被扶養者認定基準が日本的パートの低賃金につながっているのは従来の男性稼ぎ手モデルの問題であり，従来の生活保障の仕組みそのものの問題点であるのでメスを入れていかなければならない，③キャリア権については，内部労働市場型の議論を労働市場全体を包摂する議論に広げ，さらに社会保障との連携まで広げてゆくことのできる理論的パースペクティブをもっている点で積極的に評価しているという応答があった。

Ⅳ　ま　と　め

　本シンポジウムでは，「貧困と生活保障」をテーマに，政治学，労働法学，社会保障法学の三つの角度から労働法と社会保障法の新たな連携のあり方について意義深い報告がなされ，多面的な角度からの有益なコメントを踏まえ，活発な議論が展開された。もう少し時間があれば，各論的な問題も含め，より奥行きのある議論ができたであろうことを考えると，残念な部分もある。しかし，福祉政治学の「生活保障」に関する斬新な議論（宮本報告）に学びながら，幾つかの具体的問題も含め，労働法学と社会保障法学の対話の可能性を実感できたことは大きな成果であった。本シンポジウムを受けて更なる対話の進化が期待されるところである。

（いしだ　まこと）

〈報告要旨〉 雇用と社会保障の新たな連携
──日本型生活保障の解体をふまえて──

宮 本 太 郎

(中央大学)

　本報告では，まず社会保障と雇用の関連を論じることの今日的意味を明らかにするという趣旨で，政府の産業競争力会議などで打ち出されている解雇法制の見直しに触れ，労働市場改革はその前提になる社会保障と雇用の制度によって，3つのパターンをとると指摘した。

　第一に，労働市場の流動性が高く，社会保障が就労義務を給付条件として打ち出す場合で，これはワークフェアのパターンである。第二に，解雇規制が制度上あるいは慣行上強く，社会保障が男性稼ぎ主の安定雇用を前提としたベヴァリッジ型の保障をとなっている場合で，これは「リジディキュリティ」のパターンとなる。そして第三に，労働市場において解雇規制が厳格でなくとも社会保障における脱商品化と就労支援の水準が高いアクティベーションあるいは「フレクシキュリティ」のかたちである。

　産業競争力会議などが提起している「失業なき労働移動」は，スウェーデンなどアクティベーションの条件を備えた国で実現された。しかし，1990年代の半ばからは先端部門が雇用吸収力を失っていくなかで十分に機能しなくなっている。まして，社会保障の制度において就労支援の要素が弱い日本で，民間の労働者派遣業などに依存しながらこうした改革をすすめるならば，セーフティネットなきワークフェアのパターンに接近することになろう。そしてこれに対して抵抗しようとすると，リジディキュリティを擁護する議論になってしまう。こうしたジレンマを超えるためにも，アクティベーションの考え方をふまえつつ，雇用と社会保障の新たな社会的包摂型の連携を構想する必要がある。

　こうした観点から本報告では，まずこれまでの日本型生活保障が雇用と社会

保障をどのように連携させてきたのかを検討した。日本型生活保障は，「リジディキュリティ」的という点では大陸ヨーロッパの国々と近かったが，利益誘導の必要もあって，ドイツなどには見られない低生産性部門での雇用保護（公共事業や流通業保護）を重視し，その分，社会保障支出は抑制し退職後の高齢者向け給付に集中させた。このようなかたちは，与野党の政治的力関係が伯仲した1970年代初めに形成された。

しかし，この日本型生活保障は，1990年代に入ってから急速に解体の道を辿っていて，社会保障と雇用を組み直す必要が高まっている。その方法として，生活保障を雇用のみに依存させず，社会保障の包摂機能を強化していく，いわゆる社会的包摂型の連携が浮上しているのであるが，これが生活保障の水準低下を帰結しないためには次の4つのポイントが重要である。

第一に，比較福祉国家分析で「脱商品化」と呼ばれてきた指標で，教育や家族ケア，あるいは職業訓練などのために，労働市場の外部に滞留できる制度的条件が備わっていることである。「脱商品化」と社会的包摂は矛盾するようであるが，この条件が備わることで，包摂の場としての労働市場の質が高まる。

第二に，支援サービスの厚みで，保育，介護，教育訓練，就労支援など，包括的なサービスがどこまで個人の条件に適合するかたちで提供される条件があるか，である。

第三に，最低賃金や補完型所得保障で，包摂される雇用という空間が，どこまで見返りの大きな場になっているかという点である。北欧などでは脱商品化の制度を先行させ，労働側の交渉力を高めることで，連帯的賃金政策を発展させ，産業民主主義立法も拡大していった。アメリカでは，給付付き税額控除で就労の見返りを大きくすることが目指された。

第四に，雇用機会そのものの創出にどこまで政府が関与するかという点で，これには長期失業者などの就労への道筋を現実化するための，「中間的就労」の提供も含まれる。

社会的包摂をアクティベーションの方向で展開するためには，この4つの点がクリアされる必要がある。

日本でも，「社会保障改革に関する有識者検討会」報告書（2010年12月）が

「全世代対応」の「参加保障」への転換を提起したり,「生活困窮者の生活支援の在り方に関する特別部会」報告書(2013年1月)が包摂型の生活支援体系を自治体で構築していくという提起をおこなっている。

　本報告では,最後にこうした日本における展開について,先に挙げた4つの視点から検証をおこなった。わが国の展開では,生活保護扶助基準の切り下げがあり,「脱商品化」の水準は低下した。他方で「相談支援事業」などで支援型サービスを包括的に,すなわち居住支援,家計再建支援,次世代支援などを連携させるかたちで提供する条件は生み出されつつある。勤労控除の引き上げや就労自立給付金など,就労所得を下支えする施策が導入されようとしているが,補完型所得保障の主軸である給付付き税額控除の議論は中断している。また「中間的就労」など雇用機会拡充に向けた動きもあるが,就労のあり方としては一般的就労とは懸隔がある。

　つまり,日本における展開は,まだアクティベーションに接近しているとは言い難いが,その可能性を宿している。生活困窮者支援や社会保障改革,さらには解雇法制をめぐってこれからも様々な動きが予想されるなかで,「リジディキュリティ」を超えるいかなる政策理念と戦略が打ち出されるかで社会保障と雇用の連携は方向づけられていく,というのが本報告のとりあえずの見通しである。

(みやもと　たろう)

[注記]　宮本太郎教授には,先の日本労働法学会のミニシンポジウムにおいて,ご報告いただきましたが,諸般の事情により,報告そのものを原稿にしていただくことが難しくなったため,報告要旨として当日の報告を再現していただきました。

貧困と生活保障
――労働法の視点から――

島　田　陽　一
（早稲田大学）

I　はじめに

　現在の日本では，1960年代からの経済成長の中で実現したかに見えた生活保障が崩壊している状況に直面している。日本の生活保障は，企業による長期の雇用保障を前提としていたが，この前提条件が崩れたことにその崩壊の構造的な要因がある。日本の生活保障の仕組みは，企業がその従業員と家族に安定した生活を提供することが条件となっていた。従業員は，その生活保障の見返りとして，職務内容，勤務場所および労働時間について無限定的な働き方を甘受してきた。

　このような働き方が長期にわたって可能なのは，労働者が家庭責任を負っていないことが条件となった。この結果，女性は，結婚および育児の時期に家庭に入り，男性が正社員として一家の稼ぎ主となった。日本の生活保障の仕組みは，男女性別役割分担を前提とする男性稼ぎ主モデルに他ならなかったのである。その意味では日本の生活保障は，企業から安定雇用を得られる条件のない労働者層をそもそも排除するシステムであった。

　1990年代以降に日本型雇用慣行の見直しが提唱されたときから「日本型」生活保障の仕組みは崩壊過程に入ったといってよい。経済環境の変化の中で，企業が従来の無限定正社員の範囲を縮小する方針をとったからである。その結果，日本の生活保障の仕組みから排除される層が広がっていった。この事態が不可逆的であるならば，この時期に体系的で有効な政策的対処ないし政労使合意が追求される必要があった。しかし，十分な政策的対応がないままに2008年リー

マン・ショック後の不況を迎えることになった。これもまた「失われた20年」といえる。この不況期において非正社員に降りかかった事態は，従来の生活保障のあり方について抜本的な見直しの必要性を明確にした。

このように考えると，現代日本の貧困は，日本型雇用慣行を基礎とする社会制度が，日本を取り巻く経済環境の変化の中で不整合となり，かつ新しい社会的仕組みが形成されていないという条件のもとで構造的に生じているものと位置づけることができる。従って，これからの新しい生活保障の仕組みの形成こそが貧困問題の抜本的解決となるといえる。

そのためには，労働法学が従来以上に社会保障法との連携を深める方向での理論的発展が要請されている。すなわち，国民が一生の中で雇用を中心とした生活保障を実現できるように社会の仕組みを再構成するために，労働法と社会保障法が連携して生活保障のための法を樹立することが必要不可欠なのである。

本稿は，このような問題意識から労働者（国民）の生活保障を実現するための法について，労働法学の立場からその理論的課題を検討したい。

II 生活保障と労働法学の理論動向

ここでは，ライフサイクルにおいて，主として雇用によって生計をたてている者という意味での「労働者」の生活保障が労働法学においてどのように位置づけられていたかを見ておきたい。

1 労働法学の形成期

第二次世界大戦後の労働法学の形成期においては，労働者は，一方では，国からの保護の客体であり，他方で，労働組合という集団において初めて主体として登場するというイメージであった。労働者の主体性は，労働組合を結成，またはそれに加入することを通じて発揮されるという集団主義的な労働法理論が主流であった。また，この段階では「生存権」としての国民の最低生活保障は現実というより理念にとどまらざるを得なかったのであり，「貧困」は，労働者ないし国民全体の克服すべき一般的課題であった。

2 高度経済成長期における日本型雇用慣行の形成と労働法学

高度経済成長期には，労働者の生活水準が大きく向上し，貧困問題は，次第に国民全体の一般的課題から特殊な部分問題へと変化し，家計の稼ぎ主が安定した雇用を得ている家庭の多くは貧困から解放されていった。

日本の生活保障のモデルが現実化し，「日本型雇用慣行」と称される独特の雇用慣行が成立したのはこの時期であった。そして，社会制度全般もこの雇用慣行に親和的に整備された。この時期には，労働法学は，内部労働市場（企業）における法的紛争に関する理論構築に主たる関心が集中した。貧困問題は労働法学の重要な課題とは意識されず，社会保障法学の課題と考えられていたといってよいだろう。

3 高度経済成長期後の労働法学の新たな理論動向

この時期には，従来の集団主義的な労働法理論が多様な角度から反省されるようになる。本稿の課題との関連でみると，内部労働市場（企業）中心の労働法理論から労働市場を視野に入れた労働法理論の提唱が注目される。諏訪康雄の「キャリア権構想」がその代表的な理論である。キャリア権の提唱は，特定の企業での雇用安定から，生涯の生活設計の中で特定の雇用にのみ依存するのではなく，キャリアの形成という視点から労働者の生活の安定を志向するものである。この理論は，特定の企業による雇用保障が労働者の生涯の生活を保障できるものではなくなったことを暗黙の前提としていたといえる。

国際的にみても，この時期に同様な理論傾向をみることができる。例えば，A.SUPIOT は，雇用がもはや労働者の経済的保障を長期的に確保するものではないという認識を前提に，労働者の「職業的身分」(statut professionnel) を保障するという理論を提唱している（A. SUPIOT, "Au-delà de l'emploi"(Flammarion, Paris, 1999) p. 53 et suiv.）。

これらの理論は，経済発展によって雇用が生活保障であった時代が終焉し，生活保障における労働法の新たな役割を構想するうえで重要な問題提起である。そして，これらの理論は，雇用から離れた労働者の生活保障を展望するという意味において，これまでの狭い意味での労働法だけではなく，社会保障法との

緊密な連携の必要性を示唆するともいえる。今後，労働法学は，このような理論的発展の地平を踏まえて，社会保障法との連携を踏まえた新しい社会的仕組みを支える理論の構築を図ることが課題となっている。

Ⅲ　労働法と社会保障法の相互関係と連携の必要性

　生活保障とは，雇用と社会保障を結びつける言葉であるとすれば，それぞれの時期における労働法と社会保障法の連携のあり方が，それぞれの時期の「生活保障の法」であったと整理できる。以下では，各時期における生活保障の法のあり様を見ておこう。

　①戦後期　　貧困が国民全体の一般的課題であり，労働法と社会保障法との対象は，相互に重なっていた。稼得能力のある者が生活保障に必要な雇用を得ていない状況においては，日雇い労働者などの稼得能力のある者も生活保護を受給していた。この時期は，労働法と社会保障法との領域が無自覚的に重なり合いながら，生活保障の法を形成していた。

　②高度経済成長期以降　　高度経済成長期を経て，経済成長を背景に雇用＝生活保障という図式が成立することになった。雇用が労働者の長期にわたる生活保障を可能とするようになると，現役世代については，基本的に社会保障法の対象ではなくなり，社会保障法の対象は，老齢，疾病，障がいなどの理由から稼得能力のない者が対象となるという棲み分けが進んだ。この時期の生活保障の法は，労働法および社会保障法のそれぞれの固有の領域を確立することによって成り立っていたといってよいだろう。

　③1990年代以降　　平成不況のなかで企業のリストラが進み，非正社員の収入を家計の主たる収入とする労働者層が増加したことによって，雇用＝生活保障の図式が崩れることになった。非正社員の収入を主たる収入とする労働者層が登場し，そのすべてを安定雇用に導くことができないとすれば，雇用による収入に社会保障給付を加えることによって生活保障を実現することが政策的な課題となってくる。低賃金労働者と貧困者と互いに交錯する状況が再現されることなった，すなわち，労働法の対象と社会保障法の対象が交錯する状況の再

現である。ワーキング・プアや母子家庭の母親などは，非正社員であり，低賃金労働者であると同時に貧困者という性格を具有している。労働法と社会保障法の交錯領域が拡大し，両者の新たな連携の時代を迎えているのである。

Ⅳ　今後の生活保障のあり方と生活保障法の提唱

1　日本型雇用慣行を前提とする生活保障の問題点

日本型雇用慣行の特徴とされる長期（終身）雇用慣行，年功賃金制および企業別組合などの要素ごとに，生活保障の観点から有するデメリットを整理しておこう。

長期（終身）雇用慣行は，新卒一括採用慣行を伴うが，その機会を逃した者が安定雇用を得ることを困難にしている。また，新卒採用は，特定の職務能力を前提としたジョブ型雇用ではなく，無限定的に企業に労働を提供するメンバーシップ型雇用を生むことになった。非正社員は，メンバーシップ型雇用ではないため，企業の一員として認められず，正社員との関係は身分的な格差に近いと意識されることになった。

また，企業は，長期雇用を前提として，新卒者の出身校や学業成績などによって窺われる潜在的な能力に期待し，具体的な職務能力については，企業独自のOJTを中心とする研修によって養成した。この結果，職業能力の養成を社会的制度として整備することが遅れ，非正社員の職業能力養成が困難となった。

年功賃金は，戦後期に国民全体が貧困状況にあったこともあり，賃金体系が職務によって決定されるというよりも，労働者の生活を具体的に支える生活給が主流となる中で形成された。企業別組合が正社員の利益を代表して，職務に係らず，従業員間における平等主義的な集団的労働条件の形成を図ったことも生活給を支えることになった。これに対して，非正社員の賃金は，生活給とは無縁の市場賃金により決定され，正社員と非正社員の賃金には大きな格差が生じた。

そして，社会的な制度も日本型雇用慣行に親和的に形成されたため，非正社員は，企業の提供する福利厚生から排除されるだけではなく，厚生年金や健康

保険,雇用保険などからも排除されることになった。

2 今後の生活保障のあり方

これまでの日本の生活保障は,企業に無限定正社員として「就社」し,それと引換えに得られたものであった。しかし,もはやこの生活保障の仕組みを社会のモデルとできる条件はなくなっている。企業の中核を担う層として無限定正社員はある程度残っていくであろうが,それ以外の働き方であっても生活保障を享受できるようにする必要がある。

そもそも,無限定正社員の働き方は,長時間労働などを辞さない男性正社員中心の企業社会におけるものであり,家庭を女性に押し付ける性別役割分業を前提としたものであり,男女問わずその能力を発揮することを目指す女性活用の時代に沿うものではない。そして,このような無限定正社員となることの代償としての生活保障自体がそもそも人間らしいものとはいえない。

このように考えると,日本型生活保障の崩壊は,旧来の生活保障の仕組みの再建ではなく,新しい労働のあり方をも展望した,これまでとは異なる雇用社会を築く好機としなければならない。それは,非正社員を排除し,貧困に導き,そこからの脱出を困難とするような仕組みではなく,すべての者を包摂できる仕組みが求められよう。そして,企業に過度に依存する仕組みから,雇用と社会保障の連携を前提とする生活保障の仕組みが構想される必要がある。

3 生活保障法の提唱

以上のような生活保障の仕組みを展望し,労働法学の立場からその法理論的基礎を試論的に提示する。

企業による雇用の提供だけによって労働者の生活保障がもはや図れない以上,労働法学もその理念を実現するためには,内部労働市場(企業)を中心とする労働法学ではなく,労働市場に目を向けた理論構成を要する。企業による雇用の提供だけによって労働者の生活保障が図れない時代だからこそ,特定の企業に対する従属を弱める制度を基礎づける法理論が検討されるべきであろう。

そして,労働法と社会保障法の交錯領域が拡大していることを踏まえて,そ

の交錯領域について，労働法学および社会保障法学それぞれ別個に検討するにとどまらず，連携して共通の法理論のもとに議論するのが適当ではないだろうか。この交錯領域に対応する労働法および社会保障法の連携に関する法を「生活保障法」と呼ぶことを提唱したい。

(1) 生活保障法の基礎理論

国家は，国民に「文化的な最低限度の生活を保障する」ために，国民が雇用を通じて自立した生活が可能となるように支援する責務を負っている。今日の産業構造においては，ほとんどの国民が雇用によって生計を維持していかざるをえないからである。

ところで，国民は生まれながらにして雇用を得る条件を満たしているわけではない。そもそも市場一般において，人は当然にそのプレイヤーとなる権利を有しているわけではない。近代法は，人の権利能力と行為能力を分けて，後者については，成人となることを条件としている。すなわち，市場における取引主体として登場するためには，広い意味での教育を経て，人が一定の能力を身に付けることが要求されている。

労働市場は，労働という本来的には商品ではなかったものを商品化するという一般市場にはない特殊性がある。このような特殊な市場に主体として登場するためには，人はどのような能力を備える必要があるのだろうか。

労基法は，憲法27条3項の要請を受けて，「満15歳に達した日以後の最初の3月31日が終了するまで」（56条）の雇用を禁止している。これは，人が労働市場に登場するためには，義務教育を修了していることを条件としているともみることができよう。これは，労働市場の主体となるための消極的条件といえる。

これに対し，積極的条件は，抽象的に言えば，労働市場が供給する雇用に最低限必要な職業能力ということになろうが，特に法の定めるところではない。

これまでの安定雇用を通じた生活保障モデルにおいては，労働市場に登場するにあたって必要なことは，基本的に正規の学校教育を経ることで十分と考えることができたのであろう。国家としては，学校教育によって一般的職業能力が養成されると考えることができたのである。しかし，このモデルが国民全体

の標準モデルではなくなると，国家は，学校教育を超えて，安定雇用を得るための職業能力の養成を責務とせざるを得ないだろう。国際人権規約によれば，労働権には，「すべての者が自由に選択し又は承諾する労働によって生計を立てる機会を得る権利を含む」（6条1項後段）とされていることも考慮すると，国家は，基礎的な学校教育を受ける年齢を超えて，職業能力の養成を図り，雇用によって生計が立てられるよう援助しなければならないといえるであろう。国家は，国民の労働市場参加の積極的条件を国民に付与する責務を負っていると考えることができるのである。

このように考えると，生活保障法の理念としては，労働者を従属的な存在としてのみとらえて生活保障政策の客体とするのではなく，労働者の主体性を重視し，労働者が自己のライフスタイルを自由に選択できることを基調に据えた職業能力養成を基礎づける理念が必要とされよう。

(2) キャリア権構想と生活保障法

このような理念に適合的な理論として，すでに述べたキャリア権構想が考えられる。労働者の主体性を重視するという意味で，憲法13条の幸福追求権をより根底に据え，憲法22条の職業選択の自由をより実効的に確保するために社会権としての教育権（憲法26条）および労働権（憲法27条）を位置付けるという構想は大いに参考となる。そして，キャリア権構想は，その提唱段階とは異なり，労働市場法の領域においては，「職業生活設計」という用語において，その重要な理念となっており，また，単なる理念を超えて，事業主の努力義務としても実定法のなかに浸透している。

以上を踏まえると，労働者の主体性を重視し，労働者が自己のライフスタイルを自由に選択できることを基調に据えた職業能力養成を基礎づける理念としては，既存の理論としてはキャリア権構想ないし労働者の職業生活設計の尊重が重要な法理念となるといえる。

しかし，労働者は，完成された職業生活設計をもって職業生活を開始するわけではない。そもそも貧困に陥っている労働者は，職業生活の開始時または転職時につまずいている場合が多い。とくに，非正規雇用によって職業生活を開始した労働者は，その職業生活の設計には相当な困難を伴う。従って，これら

の労働者が転職や雇用から離脱した職業訓練などを通じて、キャリアアップを図りながら、より職業能力の高い、安定した雇用に移行することを支援する仕組みの整備が不可欠である。この場合には、雇用からの収入だけでは、自立できない状況にある労働者については、雇用保険制度だけではなく、社会保障制度からの給付など雇用と社会保障の連携が必要不可欠になってくる。すなわち、労働者がその職業によって生計を立てることができるようになるためには、労働法分野における諸施策だけではなく、社会保障法分野における諸施策との連携が不可欠である。

このように考えると、労働者がその職業生活の全期間を見通した職業生活設計を立て、それに即して自己実現を果たすためには、労働法だけでは完結せずに、社会保障法分野の諸施策を統合できる法理念を要するといえよう。キャリア権構想は、労働法を超えて、社会保障法分野をも視野に入れた発展を遂げる必要があるのではないかと考えるのである。そして、この労働法と社会保障法との交錯領域に対応する法を統合的にとらえて「生活保障法」と呼ぶことができるのではないだろうか。

国民の大多数を占める労働者の職業の安定とその経済的社会的地位の向上なしに、国の経済および社会の発展がないという立場に立つならば、生活保障法の理念は、キャリア権の理念的基礎に社会保障の権利を付加したものとなるであろう。

[付記] 本稿は、日本労働法学会第125回大会ミニシンポジウム「貧困と生活保障——労働法と社会保障法の新たな連携——」における報告のエッセンスである。紙数の制限から、本来記すべき注を含めて、掲載できなかった報告全体については、「これからの生活保障と労働法学の課題—生活保障法の提唱」として『西谷敏先生古稀記念論集』(日本評論社、近刊)に掲載予定である。

(しまだ　よういち)

貧困と生活保障
――社会保障法の観点から――

菊 池 馨 実
(早稲田大学)

I　はじめに

　本稿は，社会保障法の観点から，長期失業者の増加，若年失業率の上昇，ワーキング・プアの存在といった傾向が顕著となった2000年代以降の日本の問題状況に鑑みて，生活保障法制のあり方を検討するものである。社会保障法制と労働法制との関連，そして社会保障法学と労働法学との関連を意識しながら考えてみたい。

II　貧困と生活保障

　最初に，「貧困」と「生活保障」の概念とその変容につき確認しておきたい。
　「貧困」は，本来的に社会保障法と密接に関連する概念である。たとえば，先進各国の社会保障制度の発展に影響を与えたベヴァリッジ報告の定義には，生活困難をきたす一定の社会的事故に対する事前的ないし事後的な対応というニュアンスが含まれ[1]，社会保障法も自ずと経済面での国民の生活上の困難に対処するための法という意味合いが強かった。ただし最近では，経済面のみならず社会とのつながりの欠如など社会的排除の観点も踏まえた捉え方の重要性が認識されつつある。
　「生活保障」も，元来社会保障法と親和的な概念であった。社会保障法の通

---

[1]　山田雄三監訳『ベヴァリジ報告─社会保険および関連サービス』(至誠堂，1969年) 185頁参照。

説を形成した荒木誠之によれば,「社会保障とは,国が,生存権の主体である国民に対して,その生活を保障することを直接の目的として,社会的給付を行う法関係である[2]」とされる。ただし,「生活」それ自体の保障に焦点を当てることにより,ともすれば金銭やサービスの配分を通じて帰結主義的な意味での平等を志向するものであったことを否定できない。そこでの労働は,生活維持のための「手段」としての位置づけにとどまり,規範的な位置づけは必ずしも明確でなかった。

私見は,社会保障給付の直接的な規範的根拠は憲法25条であるとしても,より根源的には憲法13条を基軸に据えることで,「個人が人格的に自律した存在として主体的に自らの生き方を追求できること」を,社会保障の規範的な理念として位置づけた。社会保障の目的としての「自律」のための前提条件の整備への着目は,社会保障を動態的あるいはプロセス的に捉え,実質的機会平等を志向するものである[3]。ここから,単に資本主義社会の下での生活自助原則という文脈にとどまらず,労働による生活の糧の獲得を通じてこそ人びとの人格的利益の実現が図られるのであり,それゆえ金銭給付による生活保障にとどまらない就労支援を積極的に行うべきとの規範的な要請を,積極的に導き出し得る。その意味では,労働と社会保障の双方を組み込んだ法概念としての「生活保障」の意義を再検討する必要が生じる。

Ⅲ 労働法と社会保障法の交錯状況

1 労働と生活保障

いわゆる日本型雇用慣行の下では,企業の賃金制度および福利厚生制度の下で家族を含む生活保障が図られるとの前提があった。経済不況に伴う雇用危機に際しても,雇用調整助成金など内部労働市場での対応に重きがおかれた。

しかし,1990年代以降,ワーキング・プアなどに示されるように,従来の「労働者」像が変容をみせ,多様化した。雇用を通じて生活保障を十全に図れ

---

2) 荒木誠之『社会保障法読本〔第3版〕』(有斐閣,2002年) 249頁。
3) 菊池馨実『社会保障法制の将来構想』(有斐閣,2010年) 9-15頁。

ない労働者の増大，固定化といった実態がみられ，政策的対応が求められている。こうした変容を前にして，社会保障法学の側でも，「低賃金」労働者，「不安定」雇用従事者に対する社会保障法制の対応について，労働法政策のあり方も視野に入れながら検討する必要が高まっている。

2 失業と生活保障

従来，失業への法的対応に際しては，一定の「失業者」像が念頭におかれていた。「労働の意思と能力を有するにもかかわらず，労働の機会を奪われている状態」との理解である[4]。経済循環の中での失業という偶発的事態に際し，短期的な失業給付を行う一方，公的職業訓練・職業紹介を利用しながら早期の労働市場への復帰が予定されていた。

これに対し，近時，長期失業や潜在的失業の増大，失業者における「労働の意思」（ないし就労意欲）の欠如といった面で，「失業者」像に変化がみられる。こうした変容に伴い，いわゆる「第2のセーフティネット」構築が課題となり，その際，就労に向けた「意思」が十全でない労働者を射程におくことが求められるに至った。

3 貧困と生活保障

被用者保険・雇用保険やその他の法制度を活用してもなお「健康で文化的な最低限度の生活」を営むことができない場合，生活保護制度が存在する。ただし，補足性原理（生活保護4条1項）の下，受給要件として稼働「能力の活用」が求められ，従来，労働の「意思と能力」がある者は対象外とされてきた。

他方，生活保護の適用に際しても，「自立の助長」（同1条）が法目的として掲げられている。そこで目指される「自立」とは，活用可能な稼働能力がある限りにおいて，一義的には就労による経済的自立であった。ただし，労働市場の変容に十分対応した就労支援プログラムは存在しなかった。保護受給者の制度内への長期滞留の背景には，こうした「入りにくく出にくい」生活保護法の

---

4) 荒木誠之『社会保障法』（ミネルヴァ書房，1970年）53頁。

運用と構造があった。

しかし最近,「利用しやすく自立しやすい制度へ」という考え方の下での自立支援プログラムの創設,2013（平成25）年1月「生活困窮者の生活支援の在り方に関する特別部会」報告書における生活保護に至る前段階からの自立支援策の強化に係る提言など,状況変化がみられる。

4　小　括

ワーキング・プアに象徴される「低賃金」労働者の増大と固定化といった現代的事象は,労働政策と並んで社会保障政策上の対応も考えざるを得ない状況を生み出している。他方,「利用しやすく自立しやすい」生活保護制度や,第2のセーフティネットと生活保護にまたがる自立支援策との方向性は,従来,法的対応の次元を異にしていた「失業者」と「貧困者」（ないし「生活困窮者」）の相対化あるいは融合化を意味している。つまり「低賃金」「失業」「貧困」を次元の異なるものとして把握するのではなく,多層的なひとつながりの状態として捉え,包括的に法的対応のあり方を考えるべき状況に立ち至っている。

このように,労働・失業・貧困をめぐる低賃金労働者・失業者・貧困者の相対化は,労働法と社会保障法の共同作業,あるいは両者を見据えた対応の必要性を示している。

Ⅳ　法政策のあり方

1　労働者の生活保障

賃金のみで十分な生活保障を図れない労働者の増大に対しては,職務給の下での同一価値労働同一賃金原則の導入をはじめとして,解雇規制など雇用政策全体に関わる見直しが検討課題となる。ただし以下では,本稿の性格上,主として社会保障制度との関連での対応可能性を検討しておきたい。

第1に,生活上の特別な負担に対する保障の仕組みの整備・充実という観点からの対応が考えられる。具体的には,児童手当の充実により,子どものいる低所得世帯の生活保障を図る方向性があり得る。ひとり親世帯（とりわけ母子

世帯）に非正規雇用従事者が多い現状からすれば，児童扶養手当も重要である。

　次に，普遍的に発生する住宅費用の補塡を図るための住宅手当も検討課題である。リーマン・ショックを契機に，住宅及び就労機会の確保の支援を目的とした住宅手当の支給が行われ，2013（平成25）年第183国会に提出された生活困窮者自立支援法案（廃案）ではこの事業を恒久化した住宅確保給付金を規定するに至った。今後は，普遍的な所得制限付き住宅手当（家賃補助）の導入も検討課題となる。

　これらの児童手当や住宅手当は，低賃金の補塡を直接の目的とするものではないが，間接的にそうした機能を果たす面がある。手当の本来目的（児童の「育ち」と児童養育負担への支援，適正水準の住居の確保など）が正当であることからも，より一層の充実が求められる。さらにこうした方向性は，従来企業が担ってきた福利厚生制度（扶養手当や住宅手当など）の公的施策による代替という側面がある。このことは，制度の実施・充実にあたり事業主の財政拠出を求めるひとつの根拠となり得る。

　第2に，低賃金そのものを補完するための制度的対応が考えられる。まず労働政策の一環としての最低賃金引き上げは，フルタイムで働く労働者の低賃金の改善に一定程度有効な対策であるとしても，一般的な貧困対策としては限界がある。[5]

　次に，直接的な賃金補塡を行う給付の導入も考えられる。現実に，障害者雇用をめぐる政府内の議論において賃金補塡の可否が議論された[6]。しかし，労働の対価としての賃金の性格を歪める恐れや，低賃金労働の固定化につながる恐れなどから，この構想にも慎重にならざるを得ない。

　税制面の施策として，間接的補塡策としての給付付き税額控除の導入が考えられる。これについては，どのような制度設計とするかが問題であり，就労促進的なものでなければ賃金補塡と実質的に変わらない可能性がある。所得の正

---

[5] 関根由紀「ナショナルミニマムと最低賃金法制の役割」日本社会保障法学会編『新・講座社会保障法3　ナショナルミニマムの再構築』（法律文化社，2012年）254頁。
[6] 内閣府障害者政策委員会「新『障害者基本計画』に関する障害者政策委員会の意見」（2012年12月17日）5（2）①参照。

確な捕捉,個人単位か世帯単位かなど,さまざまな課題が指摘されているものの[7],基本的には導入に向けた積極的な検討を行うべきものと考える。

このほか,生活保護制度の柔軟な運用を通じて,「能力の活用」を前提とした低所得労働者の「保護を受けながらの就労」を促進させる方向性が考えられる。ただし,補足性原理の下,スティグマを完全には払拭できないことなどから,保護受給に至る前に就労支援を軸とした生活保障の仕組みを通じて,生活再建が図られるに越したことはない。後に述べる第2のセーフティネットの充実を行った上で,最後のセーフティネットとしての生活保護での柔軟な対応が望まれる。

2 失業者・貧困者の生活保障

長期・潜在的失業者の増大に伴う「失業者」像の変容を反映して,雇用保険の役割が変化している。2007(平成19)年雇用保険法改正で,雇用保険二事業の対象として「被保険者になろうとする者」が明確化され(雇保62条・64条),「エンプロイアビリティ」を高める保険としての機能を併せ持つことになった(トライアル雇用奨励金など)[8]。ここに,内部労働市場における雇用の維持に重きをおいてきた施策が,助成金による求職者の雇入れ促進などに移行しつつある傾向を見て取ることができる。

就職困難者等にとって重要なのは,単なる就労機会の付与にとどまらない教育訓練の機会の提供である(若者チャレンジ奨励金〔若年者人材育成・定着支援奨励金〕など)。また単に一般的な教育訓練を行うだけで,就職困難者等の就職支援が十全に図られるわけでもない。対象者個々の事情を勘案した1対1での丁寧な個別支援を行うことが求められる(ジョブ・カードによるハローワーク等でのキャリア・コンサルティング・職業訓練等の実施,地域若者サポートステーションの創設とキャリア・コンサルタントによる専門的な相談の実施など)。

こうした最近の政策展開は,ニート・フリーターなど概ね30代までの若年層への対応を中心に,教育訓練・個別支援に焦点が当てられており,それ自体望

---

7) 島崎謙治「税制改革と社会保障」日本社会保障法学会編・前掲注5)書118-119頁。
8) 山下昇「雇用保険給付の政策目的とその役割」日本労働法学会誌111号(2008年)48頁。

ましい方向性である。

　ただし，課題もある。多くの施策の財政的基盤である雇用保険二事業に関して言えば，事業主の保険料により財源が賄われていることに鑑みると，多様な就職困難者をカバーするには限界がある。また基本的には事業主を通じた間接的な支援にとどまらざるを得ない。キャリア・コンサルティングなどの個別支援も，求職者側の生活保障の基盤があってこそ実効的なものとなり得るが，教育訓練期間中の生活保障をどこまで二事業でカバーできるかという問題がある。さらに，こうした事業の多くは助成金事業として年度ごとに行われ，毎年の事業評価によって査定され存続が不確実である。このことは，就職支援ナビゲーターやキャリア・コンサルタントといった非常勤専門職や，支援にあたるNPOなどの組織を不安定な立場におくと同時に，求職者の受給利益の権利性を否定し，不安定な法的地位におくことにもなる。長期失業が一過性の問題ではなく今後とも継続的な対応を要するとすれば，法律に根拠をおく安定的な基盤の確保が重要課題となる。

　こうした状況下，第2のセーフティネットの一環として制定されたのが，2011（平成23）年求職者支援法である。現時点で事業規模は小さく，問題点も指摘されているものの[9]，雇用保険を受給できない求職者のうち，就労意欲の比較的高い層に対する職業訓練を軸とした生活保障の仕組みとして，この制度の整備・充実を図ること自体は望ましい。ただし，長期失業に係る「失業者」像が従来の「失業者」像と同一でないとすれば，求職者ごとの丁寧な就職支援計画の策定とモニタリング，それに合わせた個別的相談支援を随時行っていくというプロセスを形骸化せず実質的に機能させることが肝要である。こうした仕組みは，短期失業に際して生活保障給付を行う雇用保険の本来的性格とは相当異なるものであることは否定できず，雇用保険料を財源とするのではなく，公費で賄う仕組みに改めるのが本来の筋である。

　さらに踏み込んで，一定の生活困窮者に対しては，教育訓練以前の課題とし

---

[9] 水島郁子「長期失業・貧困と社会保険」菊池馨実編『社会保険の法原理』（法律文化社，2012年）226-228頁，丸谷浩介「長期失業者に対する雇用政策と社会保障法」日本社会保障法学会編・前掲注5）書262-263頁。

て，就労意欲の喚起や，日常生活そのものの自立支援，一般就労に向かうステップとしての中間的就労など，いわば福祉的支援を図る必要性も認められる。こうした層は，もはや典型的な失業者とは言えないにせよ，ニート・ひきこもりなど若年層を中心に一定の広がりをみせている。2013（平成25）年第183国会に提出された生活困窮者自立支援法案（廃案）でも，福祉事務所設置自治体による「自立相談支援事業」（就労その他の自立に関する相談支援，事業利用のためのプラン作成等）の実施（必須事業）に加えて，任意事業としての就労準備支援事業，一時生活支援事業，家計相談支援事業などを予定していた。

　こうした対策は，もはや雇用政策ではなく福祉政策としての色彩が濃い。ただし，生活保護受給者であっても，就労可能者が多い「その他世帯」が増加している中にあって，福祉事務所とハローワークの連携による生活保護受給者等就労支援事業（2011〔平成23〕年以降「福祉から就労」支援事業）が一定の成果を挙げたことに留意すべきである。

　福祉的支援が必要であるとしても，（潜在的な）稼働能力がある限り，そうした支援の先には一般就労が目指されるのであり，その限りで雇用政策と福祉政策の目指す方向には共通性がある。そして個別支援や福祉的支援を必要とする度合いは，被支援者それぞれの状況によってさまざまであり，相対的なものである。第2のセーフティネット策としては，就労支援に軸足をおいた求職者支援法の枠組みを拡大する一方，就労支援の前段階として福祉的支援に重心をおく生活困窮者自立支援法案を早期に成立させ，実効的なものとして充実させることによって，いわば車の両輪として就労支援に向けた取り組みを展開する必要がある。もちろん，新たに成立が望まれる生活困窮者自立支援の仕組みで支え切れない困窮者や，低賃金ゆえに最低生活保障が充足されない労働者のために，生活保護制度の役割も依然として残される。実務的には，個々の被支援者ごとに，ハローワークと福祉事務所との連携・協力という形がとられ，福祉的支援の必要度に応じて個別支援の主たる担い手がその都度決められるという連携が重要な鍵となる。そして理論的には，多かれ少なかれ福祉的支援を必要とする対象者の就労支援を，もっぱら社会保障法の課題と捉えてよいのかが問われている。

V 生活保障の法理念

　最後に，生活保障法制のあり方を支える法理念について論じておきたい。

　第1に，憲法25条に根拠をおく「生存権」が挙げられる。いかなる状況であれ，困窮状態にあるすべての国民に対して，「健康で文化的な最低限度の生活」が保障される必要がある。ここから，たとえ就労支援が第一義におかれるべき施策であっても，福祉的支援を含む生活支援と組み合わせる必要性がないかどうか，あるいは生活支援との連携が図られているかといった規範的視点が導き出される。雇用に就けない労働者に生活を保障すべき国の政策義務は，一義的には憲法27条1項に求められるとしても[10]，長期失業者への多層的な支援や，生活保護受給者に対する就労支援といった近時の動向に鑑みると，金銭給付にとどまらない福祉的支援をも含んだ生活支援の憲法上の根拠は，憲法25条にも重畳的に求め得る。

　第2に，本稿の理論的基盤でもある「自律」である。各人がどのような生を目指すか，何を実現するかではなく，自己実現していけるプロセスそのものに規範的価値がある。そして非常に多くの人びとにとっては，就労そのもの，そしてそれによる生活自助こそが自己実現である。そのためには，被支援者各人のおかれた状況に応じた就労自立に向けての個別的な就労支援及び福祉的支援が規範的に求められる。

　第3に，「参加」である。「排除からの自由」と言い換えてもよい。一義的には，労働を通じて社会を構成する一員として納税義務を果たしながら能動的に生活を営めることに価値が見出せる。さらに，たとえ賃金労働につけなくとも，中間的就労を含め何らかの社会活動を行うことを通じて，社会や他者とつながりをもちながら社会的に排除されない状況の下で生活を営んでいけることが尊

---

[10] 労働権に基づく国の政策義務として，第1に，労働者が自己の能力と適性を活かした労働の機会を得られるように労働市場の体制を整える義務，第2に，そのような労働の機会を得られない労働者に対し生活を保障する義務が挙げられる。菅野和夫『労働法〔第10版〕』（弘文堂，2012年）21-22頁。

重されるべきである。

　第4に，憲法27条1項に規定される勤労の権利（労働権）である。生活保障の観点からは，第1に，保障内容として，単に国が一般的な職業紹介・職業訓練施策を講じるのみならず，個々人の状況に応じて，一定の個別的・福祉的支援を含んだ，より積極的な就労支援を受けられることまでが含まれる。第2に，就労支援は，最低生活を営むギリギリの賃金を稼得できる労働の確保にとどまらず，在職者を含む被支援者各自のおかれた状況に応じて，それぞれのキャリア形成に資するものでなければならない[11]。第3に，労働権の保障は，本来的に，労働者や失業者のみならず貧困者・生活困窮者にまで射程が及ぶということである。そうした広い意味での労働権保障の議論を展開することがいま求められている。ここでは，憲法27条1項が，「労働者」ではなく「国民」の勤労の権利を保障していることがいま一度確認されてよい。

　こうした労働権などの規範的議論のさらなる展開と，そうした規範的枠組みを具体的に実現するための政策体系の構想が，今後の課題である。

（きくち　よしみ）

---

[11]　この点で，「労働者の能力，適性，意欲を考慮した質的要素を含む就労機会」の保障を労働権に読み込もうとするキャリア権の基本的発想は支持できる。諏訪康雄「キャリア権の構想をめぐる一試論」日本労働研究雑誌468号（1999年）58頁。

個別報告

イギリスにおけるハラスメントからの保護法とその周辺動向　　　滝原　啓允
　　──職場における dignity の保護──

企業組織再編と労働関係の帰趨　　　成田　史子
　　──ドイツ法における実体規制・手続規制の分析──

平等な賃金支払いの法理　　　島田　裕子
　　──ドイツにおける労働法上の平等取扱い原則を手掛かりとして──

イギリスにおける
ハラスメントからの保護法とその周辺動向
―― 職場における dignity の保護 ――

滝 原 啓 允

（中央大学大学院）

I　はじめに

　わが国において，職場いじめが深刻な問題となっているが，これはわが国特有のものでなく，欧米諸国においても同様である。本稿はイギリスにおける状況を検討対象とするが，同国で職場いじめ（workplace bullying, bullying in the workplace）が法的に争われるとき，重要となるのが，以下の制定法である。すなわち，ハラスメントからの保護法（Protection from Harassment Act 1997, 以下「PHA」）と，2010年平等法（Equality Act 2010, 以下「EA2010」）の2つである。それぞれが規定する「ハラスメント」概念に，問題となる職場いじめが該当する場合，その被害者は救済を受けることができる。ただ，PHA がありとあらゆる類型のハラスメントをその射程に収めるのに比して，従来の差別禁止法の系譜に連なる EA2010 は，性や人種など特定の保護特性に関連するハラスメントのみを射程下に置くにとどまる。そのため，職場いじめに対し，より包括的に機能するのが，PHA となっている。また，要件が簡潔であること，EA2010 と比べ提訴期間が長いこと，高額賠償が期待できることなど，PHAの持つ特長は少なくなく，その有効性は注目に値する。よって，本稿では，PHA を主軸としてその紹介をし，EA2010 アプローチとの比較，代表的な職場いじめ事案における PHA の適用等について述べることを，第一の目的とする。

1） イギリスにおける職場いじめに関しては，鈴木隆「イギリスにおける職場いじめ対策の実情と課題」季労218号（2007年）63頁および滝原・後掲注16)等。

個別報告①

　ところで，PHAまたは従来の差別禁止法もしくはEA2010は，雇用関係分野以外にも適用される制定法である。つまり，いずれの制定法も職場いじめ対策のみを目的としたものでない。一方で，職場いじめ対策に特化した「職場におけるdignity法案(Dignity at Work Bill, 以下「DWB」)」[2]は，2度イギリス議会に上程されたが，2度とも廃案となった。これは，職場いじめについては，PHAなどによる対処で足り，新しい制定法は必要でないとする議会の判断によるものだった。しかし，依然として，労組等各種団体は「職場におけるdignity」を求め続け，結局イギリス政府もそれに関するパートナーシップ事業に資金を提供するに至った。また，2003年，2度目のDWB廃案の結果，PHAは，いわばその代替としての役割を確定的に果たし始め，職場におけるdignityを侵害する行為に対処する制定法として，PHAを評価する論説もみられることとなった。現在，イギリスにおいては，職場におけるdignityが重要な法益とされ，雇用関係法上，欠くことのできない価値の一つとして強く意識されている。ゆえに，職場におけるdignityに着目し，いかにそれとPHAが有機的な関連を有するに至ったか，DWBと併せて論じることを，本稿の第二の目的とする。

---

2) 「dignity」の訳語については，「尊厳」が定訳であるが，原典における文脈をみるに複数の訳語が考えられるため，本稿では原語のまま用いることとしたい。本稿におけるように，ハラスメントや職場いじめを主題とする場合，dignityを一律に「尊厳」とするのに，いささかの躊躇を感じるからである。少なくとも，他者からの侵害を念頭に具体的な被侵害利益としてのdignityが語られる場合，包括的で法的諸利益の源泉としての意味合いが強い「尊厳」という訳語よりは，「人格的利益」と訳すのが妥当と思われた。また，大陸法の文脈で語られるdignityアプローチは，「人格権的アプローチ」となろう。そして，ハラスメントや職場いじめにさらされうる，今日的な「人格的利益」としてのdignityは，プリミティブな価値としての「身体的人格価値」と区別するために，「精神的人格価値」とするのが現代的でなかろうか。

Ⅱ PHAの概要・EA2010との比較・展開

1 PHAの立法背景とその概要

(1) コモン・ロー上の法的限界とPHAの成立

　PHA制定前において,ハラスメントは,それが性別や人種を理由とする直接差別 (direct discrimination) でない限り,コモン・ロー上の不法行為類型であるニューサンス (nuisance, 生活妨害) やトレスパス (trespass, 直接侵害) によって対処された。しかし,そもそもニューサンスは他人の土地利用への妨害を出発点とし,原告適格者は,当該土地に何らかの財産権を持つ者に限定される[3]。そうすると,たとえば,自らの所有地でない職場でのハラスメントには対応できない。また,トレスパスは被害者への意図的 (intentional) かつ直接的な物理的侵襲を射程に収めるが,ハラスメントに必ずしも調和的であったとはいえない。なぜなら,ハラスメントは,物理的侵襲というより精神的苦痛をもたらすし,必ずしも積極的な加害意思のもとでなされるとは限らないからである。いずれの類型においても,拡張的な適用が試みられるなどしたが,それぞれ上記のような原理原則からのずれを生じ,ハラスメントへの対処としては,法的な限界を示しつつあった[4]。そして,このようなコモン・ロー上の限界だけでなく,増加するハラスメント・ストーキング問題への対処の必要性を痛感していたイギリス政府により,PHA法案は1996年12月庶民院に提出された。なお,DWBは同年11月すでに貴族院へ提出されており,このときからPHAとDWBの関係は,いわば表裏一体の関係を持つようになる[5]。1997年は5月に庶民院の総選挙を控えており,重要法案と目されたPHAは,その成立が急がれた。その結果,PHA法案は提出から僅か3か月半で女王の承認を受け,1997年3月21日に成立した(施行は同年6月16日)。一方,DWBは,同年2月28日に庶民院で

---

[3] Hunter v Canary Wharf Ltd [1997] 2 All ER 426 (HL).
[4] Khorasandjian v Bush [1993] 3 All ER 669 (CA). Timothy Lawson-Cruttenden & Neil Addison, *Protection from Harassment Act 1997*, (Blackstone, 1997), pp. 3-9. Brenda Barrett, 'Protection from Harassment Act 1997', (1998) 27 I. L. J. 330, 331.
[5] これについては,Ⅲ2(1)において,より詳細に述べる。

審議日程が決まっていない[6]と言及されたまま、審議未了で不成立に終わった。

(2) PHAの概要

PHA制定の一要因として、ストーキング問題の深刻化が挙げられるものの、同法はストーキング問題のみに対処するものではない。審議過程で内務副大臣David Macleanが、PHAは人種迫害・隣人との紛争・職場での紛争など全てのハラスメント類型をカバーする[7]と述べたように、同法は職場いじめやセクシュアル・ハラスメント等のハラスメント全般に対処する。そのために、PHAの「ハラスメント」概念は、あらゆる侵害類型を包摂すべく極めて広範である。PHAは当初全16条[8]からなり、民刑事両法の性格を持ち、1条から7条がイングランド・ウェールズに適用される。職場いじめを巡って刑事罰が登場することは稀なので、本稿では民事救済に関する1条・3条・7条につき以下で紹介する。まず、1条は、「ハラスメント」の禁止を定める。すなわち、1項では「何人も（以下のような）一連の行為（course of conduct）をしてはならない。(a)他人へのハラスメントにあたるものであって、(b)他人へのハラスメントにあたると知っている、又は知るべき行為」と規定し、2項では、「一般人（reasonable person）が、その一連の行為は他人へのハラスメントにあたる……と認識する場合、加害行為者は、その一連の行為がハラスメントにあたる……と認識すべきであったとする」とし、「ハラスメント」判断につき、一般人基準を採用している。そして、3条1項は、1条違反の「ハラスメント」行為が不法行為となり民事救済の対象になることを定め、2項では賠償金請求について、3項から5項は差止命令について規定する。差止命令に反した場合、同条6項と9項により、刑事罰の対象となる[9]。また、7条は、1条から5A条の解釈指針であり、同条2項は「ハラスメントには、他人を不安にさせること、困惑

---

6) Michael Morris, HC Deb 28 Feb. 1997, vol291, col595.
7) David Maclean, HC Deb 18 Dec. 1996, vol287, col985.
8) 刑事関連制定法成立などに伴う形で、施行後のPHAには条や項の挿入がみられた。本稿では、論旨に影響を与えるものでない限り、言及を省略する。
9) 通常、差止命令に反した場合、裁判所侮辱罪（contempt of court）として、制裁金か投獄により処罰されるが、これとは別の刑事罰をPHAは定めている。もっとも、当然ながら、二重処罰は禁止される（PHA3条7項、8項）。

引き起こすことを含む」とし，3項(a)は「一連の行為」とは「2回以上の行為でなければならない」と定め，4項は「『行為 (conduct)』は言論を含む」とする。

このようにして PHA をみると，「ハラスメント」概念が明確に定義されていないことに気付く。これには，立法時における明確な意図があり，たとえば，先述の内務副大臣 David Maclean は，議会において「広範な行為を定義づけることはできない[10]」としている。これは，どのような行為であっても「ハラスメント」になりえる可能性があることを示唆している。そして，そもそも禁止行為をリスト化したとしても，リストに存在しないハラスメントが生じた場合，これに対処しえない。そうした不都合を回避するため，明確な定義を避けたのであった。したがって，作為・不作為を問わず，2回以上の行為（7条3項(a)）であって，それが他人に不安や困惑を引き起こすもの（7条2項）である限り，PHA 上の包括的かつ広範な「ハラスメント」概念に抵触する可能性がある。

2 PHA アプローチと EA2010 アプローチとの比較

従来イギリスでは，セクシュアル・ハラスメントをはじめとするハラスメント問題について，差別禁止という観点から処理がなされてきた[11]。そして，そもそもイギリスや他の欧州諸国における差別禁止アプローチは，アメリカ法からの影響を受けたものであった[12]。イギリスにおいては，性差別禁止法（Sex Discrimination Act 1975），人種関係法（Race Relations Act 1976）などの差別禁止法が制定された後，複数の欧州指令に対応するなどして，改正または新たな制定が行われた。そして，これまでの差別禁止法を統合し，「平等（equality）[13]」を志向するのが EA2010 である。EA2010 に至る系譜自体は差別禁止法に端を発

---

10) David Maclean, HC Deb 17 Dec. 1996, vol287, col827.
11) 詳細は，山田省三「イギリス労働法におけるセクシャル・ハラスメントの法理（1）～（2・完）」中央学院法学論叢3巻1号（1990年）85頁，同3巻2号99頁。
12) Gabrielle S. Friedman & James Q. Whitman, 'The European Transformation of Harassment Law: Discrimination versus Dignity', (2003) 9 Colum. J. Eur. L. 241, 241-246.
13) equality の基本理念には，dignity の尊重等が含まれる。Simon Deakin & Gillian S Morris, *Labour Law* (6th ed.), (Hart, 2012), pp. 609-613 参照。

するものの、その差別禁止法自体が欧州指令によって変容を経験しているものであって、EA2010の内実はEU的である。EA2010に比すれば、PHAはイギリスにおいて内在的な要因のもと成立したといえる。したがって、EA2010アプローチとは全く違う発想を持つのがPHAであり、ハラスメントへのアプローチも異なったものとなる。なお、ハラスメントへの対処について、PHAかEA2010かのいずれかが先ず適用されるというような、優先劣後関係は存在しない。以下、両アプローチの差異を比較する。[14]

　まず、第1に、PHAアプローチの場合、EA2010が念頭に置く保護特性 (protected characteristic) に縛られることがなく、いかなる事由によっても、加害者による行為がPHA上の「ハラスメント」にあたると被害者が考えるのであれば、提訴可能である。しかし、EA2010アプローチの場合、保護特性、すなわち、年齢・障害・性同一性障害・人種・宗教または信条・性・性的指向に関連するハラスメントでなければ、争えない。これは、両アプローチの発想・視点の違いを明白に示している。とりわけ、PHAに特段の制限がないのは、職場いじめ訴訟の遂行につき、実務上大きな意味を有する。第2に、提訴にあたっては、PHAの場合、「①2回以上の一連の行為の存在と、②被害者における不安や困惑などの存在」を要件とする「ハラスメント」を立証する必要がある。一方、EA2010の場合は、「①保護特性に関連し、②(i)被害者のdignityを侵害する、又は(ii)被害者にとって脅迫的、敵対的、侮蔑的、屈辱的、若しくは攻撃的な環境を創出する、目的又は効果の存在（26条1項）」を要件とする「ハラスメント」の立証が必要となる。第3に、救済を求めるべき裁判所は、PHAの場合は郡裁判所か高等法院となり、EA2010の場合は雇用審判所となる。第4に、被告適格については、PHAの場合は制限なく、加害者を直接被告とすることも可能であるが、EA2010の場合は使用者のみである。第5に、提訴期間については、PHAの場合は6年、EA2010の場合は3か月である。

　こうしてみると、職場いじめを争う場合、射程が広く及び、通常訴訟の利用で高額賠償が期待できるPHAに基づく方が、有利のようにも思える。しかし、

---

14) アプローチの差異につき、Stephen Taylor & Astra Emir, *Employment Law: An Introduction* (3rd ed.), (Oxford, 2012), p.510等参照。

EA2010による雇用審判所の利用で補償金を求めるなどした方が低廉迅速な解決を期待しうる。また，PHAによる通常訴訟の場合，勝訴した側が全ての訴訟費用を敗訴側に請求できるが，これは同時に敗訴した場合のリスクにもなる。結局，アプローチの選択については，当事者がいかなる解決を求めるかという「生の主張」と，保護特性や提訴期間など法文上の制限によるところが大きい。

3 雇用関係分野におけるPHAの展開

PHAの適用対象は，上で述べたように特に制限なく「ハラスメント」全般とされ，様々な法分野にPHAが適用される。たとえば，嫁いじめ，騒音被害などへの適用がみられ，ときとして新聞紙上を賑わせる[15]。そして，雇用関係分野においては，主として職場いじめ事案に，PHAが適用される[16]。以下で，概観する2つの事案は，職場いじめへのPHA適用を確たるものとしたという意味で，意義を持つ。また，イギリスにおいて，どのような行為が職場いじめとして認識され，PHAによる救済対象となったのか，垣間みることができる。理論的には，雇用関係におけるPHAの適用という場面において，両判決ともコモン・ロー上の法理と併せて結論を導き出している点に注目すべきである。

(1) マイロフスキー事件 (Majrowski v Guy's and St Thomas' NHS Trust)[17]

(a) 意　義　　雇用関係へのPHAの適用が，職場いじめ救済に有効であることを明確にした事案である。法理的に最も重要なのは，PHAのもと，被用者間のハラスメントについて，使用者がコモン・ロー上の代位責任（vicarious liability）を負うとした点である。

(b) 事実の概要　　本件は，上司Aによる原告X（同性愛者，男性）への職場いじめ（あらを探す，時間管理と仕事につき極端に厳しくする，会話の拒否により孤立させる，他の被用者との否定的な比較，他の被用者の前での侮辱的発言，不可能

---
15) *e.g.*, Sam Jones, 'Bullying mother-in-law must pay £35,000', *The Guardian*, 25 Jul. 2006, at 3.
16) PHAの立法経緯・雇用関係における展開等についての詳細は，滝原啓允「イギリスにおける職場いじめ—ハラスメントからの保護法による救済—」季労235号（2011年）150頁，同「書簡による職業活動妨害のハラスメント該当性」労旬1780号（2012年）50頁。
17) [2006] IRLR 695 (HL).

な目標の付与等）について，X が PHA およびコモン・ロー上の代位責任法理により，提訴した事案である。控訴院は請求を認容，被告 Y 社が上告した。

(c) 判決内容　貴族院は全員一致で上告を棄却，本件は確定した。代位責任法理は，特段の事情のない限り，「雇用の過程」における損害につき，被用者が制定法上の義務違反を犯した場合に使用者へ適用可能であるとし，PHA 1 条の「ハラスメント」にあたる A の一連の行為について，Y は同法 3 条（民事救済）の下，代位責任を負うとした。

(2) グリーン事件（Green v DB Group Services (UK) Ltd）[18]

(a) 意　義　本件における問題点は，原告 X が同僚からの職場いじめにつき，上司や人事部に複数回，報告・相談をしていたにも関わらず，被告 Y 社が十分な対策を行わなかったことにあった。これはとりもなおさず，コモン・ロー上のネグリジェンス（negligence, 過失／注意義務違反）による責任に結びつき，結果，ネグリジェンス認容のための規範が定立された。

(b) 事実の概要　本件は，男性重役と交際していた X（女性）が，同僚被用者らによる陰湿な職場いじめ（無視，会話・グループからの締出し，粗野かつ卑猥なうわさの流布，X の所持する書類等の隠匿，聞こえよがしな悪口等）により重大なうつ障害に陥ったことについてのコモン・ロー上の Y の代位責任，および Y の人事部・管理者が X を職場いじめから守るため十分な措置をとらなかったというネグリジェンスを理由として，Y に対し，精神的侵害（psychiatric injury）・逸失利益などについての賠償を PHA に基づき求めた事案である。

(c) 判決内容　高等法院女王座部は，X の請求を認容し，精神的侵害，逸失利益などへの賠償を Y に命じた（確定）。賠償金等は，総額約85万ポンド[19]（判決当時のレートで約1.9億円）とされた。そして，Owen 判事は，Y のネグリ

---

18)　[2006] IRLR 764 (QB).
19)　本件における賠償額は高額であるものの，懲罰的損害賠償（exemplary damages）ではない。イギリスにおいて，懲罰的損害賠償が認められる場合は，ごく稀である。なお詳細は，Vivienne Harpwood, *Modern Tort Law* (7th ed.), (Routledge-Cavendish, 2009), pp. 424-425。本件の賠償額内訳は，精神的侵害に対し35000ポンド，うつ障害及びその増悪リスクによる雇用市場での損害として25000ポンド，逸失利益として768000ポンド，並びに訴訟費用である。

ジェンスを認定するための規範を，以下のように定立した。すなわち，「①管理者および（または）人事部員は，Xが職場いじめの対象になっていることを知っていたか，または知るべきであったか，②管理者および（または）人事部員は，そのような行為が原告への精神的侵害の原因となるであろうことを知っていたか，または通常知るべきであったか，③管理者および（または）人事部員は，通常の注意をすることで，そのような侵害を回避することが可能であったか」とした。これを事実に照らし，Owen 判事は，Y のネグリジェンスを認定し，また，同僚被用者らによるXへのハラスメントについて，Y は代位責任を負うとした。

(3) その後の動向

両事件後，雇用関係分野において，PHA を利用した訴訟は増加し，被害者側の勝訴がみられた。しかしその一方，「一連の行為」を構成する全ての行為の違法性を厳格に判断した判決や[20]，「2回以上の行為」という要件が厳格に解され被害者側が敗訴した判決等がみられるようになった。そのような例として，イクバル事件（Iqbal v Dean Manson Solicitors）の高等法院判決が挙げられる[21]。この判決を覆した控訴院判決は[22]，上のような厳格な判断を緩和するものとして注目される。すなわち，同事件で，控訴院の Rix 判事は，「2回以上の行為」および「ハラスメント」を構成する「一連の行為」に関連し，「法（PHA）は，ハラスメントの個別的な事実よりも，むしろ，『一連の行為』が『ハラスメント』にあたるかどうかに関心を払うものである」として，同法の一般原則を明らかにした[23]。これは，「一連の行為」を，総体として（as a whole）観察すべきとしたのであり，また，「一連の行為」は，個々の行為に単純化されないし，

---

20) Veakins v Kier Islington Ltd [2010] IRLR 132 (CA).
21) [2010] EWHC 1249 (QB).
22) [2011] IRLR 428 (CA).
23) Id., at [45]. なお，同パラグラフにおいて Rix 判事は，典型的なストーキングあるいは悪意ある架電を具体例とし，本文における引用部分を補足した。すなわち，加害者が被害者の家のドアの前を歩くとき，あるいは，加害者が被害者に無言電話をかけた場合，それぞれの行為それ自体は，ハラスメントにあたるかどうかはっきりしない（neutral）が，それぞれの行為が反復された場合，その「一連の行為」は，「ハラスメント」になるとした。これは，ハラスメントの本質を捉えた説示といえよう。

個別報告①

解体されることもないということを指摘するものであった。

Ⅲ　職場におけるdignity保護への道程

1　精神的侵害と不法行為法理論の発展

　dignityが被侵害利益として意識され，現代的に「精神的人格価値」として捉えられる前提として，精神的侵害の不法行為法上の地位はしっかりと確立されたものでなくてはならない。しかし，イギリス不法行為法上，その地位は必ずしも安定したものでなかった。そして，PHAの登場とその職場いじめへの適用は，精神的侵害に関するイギリス不法行為法の発展においても，看過できない。よって，この2点につき，以下で概観する。すなわち，そもそもpersonal injury[24)]（元来，身体への物理的侵襲であるphysical injuryのみを観念していたのがpersonal injuryであった）に関するコモン・ローの議論から派生したのが，精神的侵害を巡る諸論点であった。イギリスの裁判所は，伝統的に，精神的苦痛への賠償について消極的で，ネグリジェンスによる精神的苦痛のうち，交通事故など身体的被害に付随して生じる精神的ショック（nervous shock）のみを救済対象としていた。そのため，たとえば，上記Ⅱ3(2)のグリーン事件のような「純粋」な精神的侵害については，議論が錯綜するという状況であった[25)]。しかし，PTSDやうつ病などの研究を中心とした精神医学の発達は，精神的侵害の認定を容易にし，また，それらの原因となる社会的な出来事（無論，職場におけるストレスや職場いじめを含む）の増加は，精神的侵害に関する法理論の発展を招来した。そして，PHA制定とその適用は，これら一連の動向の一翼を担うものとして位置付けられている[26)]。また，このような法理論の発展は，精神的侵害の法的地位の安定をもたらしたが，それはさらに，現代的な文脈における「精神的人格価値」としてのdignity保護の契機ともなった。

---

24)　「身体への侵害行為」が定訳だったが，現在は「人身人格侵害」となろう。
25)　Alcock v Chief Constable of South Yorkshire Police ［1991］4 All ER 907（HL）.
26)　Harpwood, *supra*, note 19, pp. 37-71. *See*, Simon Deakin *et al., Markesinis and Deakin's Tort Law* (7th ed.), (Oxford, 2013), p. 380.

2 職場における dignity の保護

(1) PHA と DWB との関係性

1997年総選挙を控えた Blair 労働党内では、職場いじめ対策の整備が MSF[27]系の党員らにより主張され、選挙後の DWB 成立が視野におかれていた。大陸法的な dignity アプローチの伝統を持たないイギリスにおいて、このような動き[28]は画期的であったといえよう。DWB は、全9条からなり、1条1項は「職場における dignity 権 (the right to dignity at work)」[29]が全ての被用者に保障されることを定める。同条2項では、同権利への侵害としてのハラスメント・職場いじめ・または他の行為、つまり、被用者に不安や困惑を引き起こす不作為または作為として、以下のような行為を例示列挙している。すなわち、「(a) 1回又は複数回の攻撃的、侮辱的、悪意ある、無礼な、若しくは脅迫的な行為、(b) 1回又は複数回の正当化されない非難、(c)合理的正当性を欠いて罰を負わせること、(d)合理的正当性を欠いて、被用者の義務や責任を変化させ、被用者の不利益となるもの」の4つである。2条では、当該法に基づき手続を開始した被用者等への使用者の不利益取扱 (victimisation) が「職場における dignity 権」への侵害になることを定める。そして、5条は、使用者が詳細な「職場における dignity 方針 (Dignity at Work Policy)」を策定し全ての被用者に周知せねばならないことなどを定め、6条は救済に関する規定となっている。なお、5条の方針への記載内容としては、被用者の権利、権利侵害行為の例示、被害の申立手順と方法、適格な相談担当者の名前や電話番号、加害行為者や方針違反者への懲戒手続などが挙げられる。また、管理責任者全員に対する当該方針の教育なども義務付けられる。DWB は、全ての被用者に dignity を保障し、使用者に上のような方針の策定と周知を課すという点で、予防に重点を置くと

---

27) Manufacturing, Science and Finance Union の略称。後掲注39)も参照。
28) Susan Harthill, 'Bullying in the workplace: Lessons from the United Kingdom', (2008) 17 Minn. J. Int'l L. 247, 251.
29) 職場における dignity の現代的意義につき、組織分析学の立場から論じ、ディーセント・ワーク (decent work) とのリンクを指摘するものとして、Sharon C. Bolton, 'Dignity *in* and *at* work: why it matters', in S. C. Bolton (ed.), *Dimensions of Dignity at Work*, (Butterworth-Heinemann, 2007), pp. 3-16.

個別報告①

指摘でき，職場いじめに正面から向き合おうとした強い姿勢がみてとれる。

DWB は 2 度議会に提出されたが，Ⅱ 1 (1)で述べたように 1 度目は1996年で，PHA 法案提出と時をほぼ同じくする。しかし，職場における侵害も PHA 法案の射程範囲に含まれうるといった DWB の議事が端的に示すように[30]，DWB は，PHA の陰のような存在として扱われた。また，庶民院においては，さほど具体的な審議が行われないまま，1997年 5 月の総選挙以降へ議論が持ち越されるような形で，DWB は不成立となった。総選挙では，Blair 労働党が大勝し，政権は Major 保守党から Blair 労働党へと移った。人権法（Human Rights Act 1998）の成立とその施行（2000年10月）などイギリス法にとって大きな改革を経た後の2001年，2 度目の DWB 提出がされ，貴族院を通過，庶民院に送られた。しかし，その頃までに当の労働党，裁判所そして実務家は，職場いじめへの PHA の適用可能性について認識し始めていた[31]。足掛け 3 年の審議の末[32]，結局 DWB が成立しなかった大きな理由は，PHA など既存の制定法による救済で足りる[33]というものであった。DWB は PHA に 2 度成立を阻まれたといえよう。そして，PHA は DWB が予定していた職場いじめ救済を開始しつつあった。特にマイロフスキー事件以降，それは顕著となり，ある弁護士事務所では，職場いじめ事案の50％を PHA で処理することに改めたという[34]。また職場における他者の dignity を侵害する被用者による不合理な行為に対する制定法として，PHA を評価する論説も現れた[35]。PHA は，いわば DWB の代替として，職場における dignity の保護という役割も担うに至ったといえる。

なお，DWB 審議議事録のなかで，PHA は，職場いじめに対する有効な制定法として，筆頭に挙げられているが，それ以外に人種関係法，性差別禁止法

---

30) Lord Lucas, HL Deb 04 Dec. 1996, vol576, col769.
31) 実務家による Elizabeth Gillow *et al.*, *Harassment at Work* (2nd ed.), (Jordan, 2003), pp. 150-151, p. 166 を参照。
32) Harthill, *supra*, note 28, 287.
33) HC Deb 25 Mar. 2003, vol402, cols8WH-22WH.
34) Barr. Clive Coleman, 'How a stalkers' law is now being used to catch 'bullies'', *The Times*, 7 Nov. 2006, at 1, S2.
35) Sam Middlemiss, 'Liability of Employers under the Protection from Harassment Act 1997', (2006) 10 Edin. L. R. 307, 307-308.

等も挙げられていた。そして，DWB廃案直後，欧州指令[36]に対応し，2003年に人種関係法へ3A条が，2005年に性差別禁止法へ4A条がそれぞれ挿入され，ハラスメントの条項が，「dignityへの侵害」という要件と共に，差別禁止法上初めて登場するに至った[37]。これらの条項は，EA2010におけるハラスメント条項（26条）の淵源となっている[38]。また，2004年に職場におけるdignityパートナーシップ（Dignity at Work Partnership）事業が開始された[39]。イギリス政府は，これに約100万ポンド（当時のレートで約2億円）を投じ，職場いじめ対策の要とした。その甲斐もあってか，現在では多くの企業や大学などの組織で「職場におけるdignity方針」が策定されている。しかし，その内容は，名ばかりのものから，あたかもDWBの趣旨に沿うようなものまで，玉石混淆である。なお，依然として一部労組や各種団体がDWBの成立を求め活動している。

(2) 相互信頼義務（黙示条項）

PHAが存在するとはいえ，制定法上，職場におけるdignityが明文で保護された訳でない。その一方で，コモン・ロー上の相互信頼義務（duty to maintain mutual trust and confidence）[40]は，職場におけるdignityを保護の対象としうる。イギリスでは，雇用契約上，コモン・ローにより，同義務が労使間の黙示条項として内包されている。同義務は，雇用関係において中心となる義務と位置付けられ[41]，理論的発展を遂げつつある。D. Brodieは，その相互的性質[42]や

---

36) 男女均等待遇指令（76/207/EEC，2002/73/ECにより修正）2条2項等。
37) 条項挿入の流れにつき，小宮文人『現代イギリス雇用法』（信山社，2006年）173-174頁。なお，Equality Act 2006（3条(c)は，dignityと人格的価値の尊重を謳う）によって，The Equality and Human Rights Commission（EHRC）が設置され，差別への対処および人権の保護・啓発が志向されている。
38) なお，dignity要件挿入の積極的意義につき，Sandra Fredman, *Discrimination Law* (2nd ed.), (Oxford, 2011), pp. 227-230参照。
39) この事業は，貿易産業省（Department of Trade and Industry，現在のビジネス革新技能省，Department for Business, Innovation and Skills）および労働党に連なる有力労組Amicus（旧MSF，現在のUnite the Union）が資金を提供，軍需航空宇宙産業のBAEシステムズ，BTなど企業も加わり，開始された。労使各団体が一体となり，職場いじめに取組むと共に，その啓発を目的とし，職場いじめ対策の検討や各種調査も行われた。多数の労使各団体の参加をみたが，この事業は2008年5月全目的を達成したとして，解消されている。
40) その史的発展等につき，有田謙司「イギリス雇用契約法における信頼関係維持義務の展開と雇用契約観」山口経済学雑誌46巻3号（1998年）183頁。

個別報告①

職場というコミュニティーに着目しつつ、「相互信頼義務」の具体化として、使用者には、被用者間におけるハラスメントの防止が要求されるとする。そして、義務の相互性から、使用者だけでなく、被用者についても、職場環境を他の被用者に対し敵対的なものにしてはならないと論じている[43]。また、Brodieは、D. Oliver のいうコモン・ロー上の重要な価値である dignity などの保護について、同義務の発展は調和しているとした[45]。さらに、H. Collins は、敬意・信頼・dignity によって、公正に取り扱われるという期待を被用者が持つと指摘し[46]、その期待は、法的契約を超えた組織行動学上の互恵的概念である心理的契約（psychological contract）によって描かれるものであり、また雇用契約における黙示条項から構成されるコモン・ローを通じ、その期待は保護されるとする[48]。そして、相互信頼義務は、経営的権力の濫用に関する全領域をその射程のもとに置くとして[49]、ハラスメントや職場いじめなどを蒙る被用者を保護されるべき対象として例示している。

Ⅳ　おわりに

本稿の主軸となった PHA は、EA2010 のように特定の保護特性に縛られることなく、包括的な「ハラスメント」概念のもと、コモン・ロー上の法理といわば重畳的に用いられることで、職場いじめの救済法として有効に機能している。しかし、PHA は、雇用や職場という特殊性および職場いじめそれ自体に

---

41) *e.g.*, Douglas Brodie, *Enterprise Liability and the Common Law*, (Cambridge, 2010), p. 142.
42) これは、旧来の徒弟的主従関係からのパラダイムシフトを意味する。
43) D. Brodie, 'Deterring Harassment at Common Law', (2007) 36 I. L. J. 213, 214-216.
44) Dawn Oliver, *Common Values and the Public-Private Divide*, (Butterworths, 1999), pp. 60-70.
45) D. Brodie, 'Mutual Trust and Confidence: Catalysts, Constraints and Commonality', (2008) 37 I. L. J. 329, 339.
46) Hugh Collins *et al.*, *Labour Law*, (Cambridge, 2012), p. 136.
47) アメリカの組織行動学者 Denise M. Rousseau が主導する概念である。
48) Hugh Collins *et al.*, *supra*, note 46.
49) *Id.*, p. 138.

着目し成立した制定法でなく，予防に重点を置いたものでもない。これは，DWB と明確なコントラストをなし，職場いじめとの関係では今後に課題を残すものとなろう。

さて，現代のイギリスにあって，職場における dignity が重要な法的価値となりつつあることは，とりわけⅢにおける検討で明らかになった。「精神的人格価値」としての dignity は，不法行為法理論の発展に支えられ，DWB のいわば代替としての PHA は，職場における dignity を保護射程のもとに置いた。そして，EA2010 や相互信頼義務は，dignity に一定の意義をもたせている。dignity は，個人の自律（autonomy）と密接に関連し，「平等」に確固とした基盤を与えつつ[50]，職場いじめを解決しうるものとして現代的展開をみせている。かつて着目された「身体的人格価値」の源泉でもあり，古いようで新しい包括的な法的価値が dignity といえる。DWB は不成立となったが，政府や労使各団体の取組みから看取されるのは，職場における dignity 重視の姿勢に他ならない。

翻って，わが国の現状をみるに，職場いじめについては，事後的救済が主である。職場いじめに対処するため，何らかの法整備も考えられよう。この点，あらゆる侵害類型の上位概念として「ハラスメント」を据える PHA は，広範な保護射程を有し，被害者にとっては使いやすい制定法である。また差止が法定されているのも有意であろう。しかし，わが国への示唆という場面において，PHA は，広きに失する危険がある[51]。一方，DWB は，予防に重点を置く法制を欠くわが国にとって，より示唆的であるように解される。勿論，単純な示唆は避けられるべきであるが，DWB は職場いじめに特化したものであるという点に意義があり，dignity もわが国の文脈においては人格権[52]として根付いているため，参照に値する部分もあるように思われた。たとえば，使用者に，職場いじめの予防体制を課し，その方針を策定させ，被害者が採ることのできる手

---

50) Deakin & Morris, *supra*, note 13. Fredman, *supra*, note 38, pp. 19-25.
51) 詳しくは，滝原・前掲注16)論文165-166頁。
52) 労働者の人格保護につき，角田邦重「企業社会における労働者人格の展開」学会誌78号（1991年）5頁，また労働者人格権につき，同「労働者人格権の射程」角田古稀『労働者人格権の研究(上)』（信山社，2011年）3頁。

個別報告①

段と権利を周知させることは,有効な予防策の一つとなるのではないか。

　本稿における検討を通じ,イギリスが dignity という法的価値を重視する方向へと遷移しつつあるのではないかと,筆者は関心を抱いた。今後,他の法分野や学問領域にも視野を広げ,あるいは,コモン・ロー体系を採用しイギリス法の影響下にあるコモンウェルス諸国やアメリカにおける動向にも注意を払いながら,研究を進めてゆきたい。

（たきはら　ひろみつ）

企業組織再編と労働関係の帰趨
―― ドイツ法における実体規制・手続規制の分析 ――

成 田 史 子

(弘前大学)

I はじめに

　事業譲渡や会社分割等の企業組織再編が実施されると，労働契約の一方当事者の地位に変更が生ずることとなる。これにより，労働者にとっては，労働契約の存続や労働条件の維持等についての個別的労働関係法上の問題が発生する。また，労働組合や事業場の過半数代表者の地位についても，集団的労働関係法上，大きな変動が発生する可能性がある。

　日本では，事業譲渡が実施される場合，権利義務関係の移転一般は個々の債権者の同意を必要とする特定（個別）承継の考え方により処理される。労働関係の移転については，譲渡会社と譲受会社の間で当該労働契約の承継についての合意が必要となり，かつ民法625条1項が適用され，労働者の同意が必要となる。[1] 事業譲渡の場合，譲渡会社と譲受会社との契約により，承継する労働者の範囲を決定できるのが原則となっており，労働契約関係の承継排除に対する特別な実体規制は存在していない状況である。[2] また，手続規制に関しては，労働組合による団体交渉が労使による協議・交渉の仕組みとして唯一存在しているが，組織率低下・就業形態の多様化等により本来の機能を果たしていない状況にある。

　一方，2000年商法改正により導入された会社分割は，権利義務関係の移転一

---

1) 菅野和夫『労働法〔第10版〕』（弘文堂，2012年）542頁。
2) この問題については，裁判例が個々の事例に応じて労働契約承継の黙示の合意を認定したり，法人格否認の法理を適用して対応している状況である。

個別報告②

般は，承継対象として分割契約または分割計画に記載され，そしてそれが，株主総会における特別決議により承認された場合に，包括的に新たな企業へと承継される（部分的）包括承継の立場をとっている[3]。労働関係の承継にも，権利義務関係の移転一般の承継ルールをそのまま適用すると，承継する労働関係の範囲を分割契約等に記載するかどうかという使用者の意思によってのみ決定され，その結果，使用者は承継対象者を自由に選別することが可能となり，労働者にとっては，承継排除の不利益が生ずる場合がある[4]。そこで，労働者の保護を図ることを目的として，詳細な労働関係移転ルールを定めた労働契約承継法が制定された。また，2005年には，会社法の制定により，会社分割の対象が，それまでの「営業の全部または一部」から「事業に関して有する権利義務」に変更された。これにより，会社分割の対象は事業（営業）自体ではなくなり，会社分割の対象が事業として有機的一体性をもつことは不要となったと解されている[5]。このような会社分割の柔軟化により，労働契約承継法が制定された当初とくらべ，事業譲渡時と会社分割時の労働関係移転の実体規制を区別する合理的な理由はなくなった，との指摘もある[6]。また，労働契約承継法には，会社分割時の労使間協議の仕組みが設けられているが，手続のあり方をめぐり，争いも発生している[7]。以上のような法的状況の変化をふまえ，労働者の権利保護の観点から，企業組織再編時の労働関係の帰趨に関する実体規制・手続規制の制度整備を再度検討すべき必要性が高まっていると考える。

　企業組織再編は，日本と同様にヨーロッパ諸国でも活発に行われてきた。たとえば，わが国の労働法研究でもしばしば参照されるドイツでは，企業組織再編に関しても，労働者の権利保護に関する法整備が古くから進められており，事業譲渡および会社分割に際して，労働関係の帰趨に関する実体規制および手続規制が設けられている。

3）　神田秀樹『会社法〔第15版〕』（弘文堂，2013年）345頁。
4）　荒木尚志『労働法〔第2版〕』（有斐閣，2013年）412-413頁。
5）　神田・前掲注3）344頁。
6）　有田謙司「企業再編と労働法」日本労働法学会誌113号（2009年）32頁。
7）　会社分割における労働契約承継手続違反の効力等を争った事案として，日本アイ・ビー・エム事件・最二小判平22・7・12民集64巻5号1333頁。

そこで，本稿では，企業組織再編の態様のなかでも特に労働関係の帰趨に影響を与える事業譲渡および会社分割に焦点をあて，これらが実施される際に，ドイツでは，どのような実体規制および手続規制を構築しているのかを検討する。ドイツでの立法過程の経験・議論，制度の問題点等を検討することは，日本法の状況を客観的に評価し，適切な問題解決を行うための視座を与えるものと考える。

II ドイツ法の状況

1 事業譲渡

(1) 民法典613a条制定の歴史的経緯

ドイツでは，事業譲渡における権利義務の移転一般は，個々の債権者の同意を必要とする特定（個別）承継の考え方で処理されるのが原則である。また，民法典613条2文において，「役務に対する請求権は，明確でない場合には譲渡不可能である」との規定を置いており，労働関係の移転に関しても，特定（個別）承継の考え方で処理されるのが原則とされている。このような法的状況に対して，古くから労働関係自動移転ルール創設にむけた議論が活発に行われてきた。事業譲渡時の労働関係自動移転についていち早く立法化したのは，フランスであるが[8]，1923年には，ドイツにおいて「一般労働契約法草案（Entwurf eines Allgemeinen Arbeitsvertragsgesetz）」が作成され，その25条に事業譲渡時の労働関係の自動移転に関する規定が登場している。また，ナチス政権下にあった1938年には，「労働関係法草案（Entwurf zu einem Gesetz über das Arbeitsverhältnis）」が作成され，その90条1項において，事業移転時の労働関係の自動移転に関する規定が設けられた[9]。これら2つの草案は実際には立法化されなかったが，ドイツでは，事業譲渡時の労働関係の自動移転に関しては，フラン

---

8) 1928年7月19日の法律により導入された旧労働法典23条7項（Loi du 19 juill. 1928, modifiant l'art. 23 du livre 1er du code du travail, D. P., 1929, IV, pp. 154 et s.）

9) 民法典613a条制定以前の学説等をまとめた邦語文献として，今野順夫「営業譲渡と解雇」福島行政論集第2巻第1号（1989年）1頁等がある。

スと同様に，古くから立法化へむけての議論が存在していたことがうかがえる。

第二次世界大戦後，ふたたび事業譲渡時の労働関係自動移転ルールの制定にむけた議論が盛り上がりをみせた。労働関係の自動移転を否定する説を唱える Hueck[10]と，肯定する説を唱える Nikisch[11]とが対立していたが，Hueck の自動移転否定説が通説的見解とされていた[12]。ここで注目すべきは，事業譲渡時の労働関係自動移転について否定的な立場をとっていた Hueck は，民法典の状況に照らすと法律上の根拠を欠く，と主張していたが，自動移転に関する特別の立法を行うこと自体に関しては，反対はしていなかった[13]，という点である。

以上のような学説の議論状況を経て，1972年に事業譲渡時の労働関係自動移転ルールを定める民法典613a条が制定された。民法典613a条の制定目的は，事業譲渡に際して，第1に労働法上の雇用保障，第2に事業所委員会（Betriebsrat[14]）の継続性の保障，そして第3に新旧事業所有者の責任の規制を行うことであった[15]。

この後，1977年に欧州経済共同体では，旧EC企業譲渡指令（77/187/EEC）が採択され，企業や事業等の譲渡および合併時の労働関係の自動移転ルール等が定められた。

(2) 労働関係の移転

事業譲渡時の労働関係の移転は，以下のルールに従う。

すなわち，民法典613a条1項1文は，「事業または事業の一部が法律行為に基づいて他の所有者に譲渡されるときは，当該所有者には，譲渡の時点で存在する労働関係から生じる権利義務が帰属する。」と規定しており，「譲渡の時点

---

10) Hueck/Nipperdey, Lehrbuch des Arbeitsrecht, Bd. I, 6. Aufl. (1959) S. 462〔Hueck〕.
11) Nikisch, Arbeitsrecht I, 3. Aufl. Vahlen (1961) S. 659.
12) Henssler, Münchener Kommentar zum Bürgerlichen Gesetzbuch Bd. 4, 5. Aufl. C. H. Beck (2009) §613a Rn. 1〔Müller-Glöge〕(以下 Münch-Komm.).
13) Hueck/Nipperdey・前掲注10), S. 467. Hueck は，事業譲渡時の労働関係の自動移転規定を設けた1938年の「労働関係法草案」の作成に加わっている。
14) 事業所委員会とは，従業員代表のことをいい，事業所委員会委員を選出するための選挙権を有する労働者を常時5人以上雇用し，かつ，そのうち事業所委員会委員に選出されうる被選挙権を有する労働者を3人以上雇用する事業所において設置されるものである（事業所組織法1条1項）。
15) BT-Drucks. Ⅵ/1786, S. 59.

で存在する労働関係」が自動移転の対象となる。判例によると「譲渡の時点に存在する労働関係」の存否は，当該労働者が，新たな法主体へ移転する事業または事業の一部の範囲に客観的に明らかに所属する場合，すなわち，当該事業等の内容である仕事を客観的に明らかに命ぜられていた場合に，移転する事業等に所属する，と判断されることになる。移転する事業等に客観的に明らかに所属すると判断されると，当該労働者は，個別の同意なく，自動的に新使用者へ労働関係が移転する。これにより，移転する事業等に所属する労働者には，承継排除の不利益は及ばないこととなる。また，移転する事業に所属する労働者が自動的に新使用者のもとへ移転するため，事業譲渡それ自体によって事業所の同一性は変更されず，事業所委員会も継続することとなる。

(3) 異議申立権

(a) 異議申立権および情報通知義務の立法過程　1972年に事業譲渡時の労働関係自動移転ルールが制定されたが，新使用者への移転を望まない労働者に対しては，異議申立権を付与している（民法典613a条6項）。

異議申立権は，1974年の連邦労働裁判所における判決以来，判例法として認められてきた。判例によると，異議申立権は，基本法（Grundgesetz＝憲法に該当）12条の職場選択の自由や，基本法1条の人間の尊厳の尊重から，労働者の売買になるような行為が許されるべきではないという理由により認められてきたものである。異議申立権とともに，個別労働者への情報通知義務も判例法と

---

16) 事業譲渡の概念をめぐっては，特に「事業」の定義に関して，長年，裁判例や学説，さらにEC企業譲渡指令における事業概念との関係において議論の対象となっている。この問題を分析する邦語文献も多くあるが，最近のものとして，金久保茂『企業買収と労働者保護法理』（信山社，2012年）171頁以下等がある。
17) BAG 25. 5. 2003 §613a BGB AP Nr. 256 等。
18) 事業の一部が譲渡されるなど，事業所が分割される場合であっても，事業所委員会はその職務を保持し，その権限を行使することが保障されている（事業所組織法21a条1項）。
19) 異議申立権を検討した邦語文献として，中内哲「会社分割時における労働者の異議の申立権の行使―ドイツ法との比較・検討の試み」西村健一郎ほか編『新時代の労働契約法理論』（信山社，2003年）297頁，根本到「ドイツにおける事業移転に対する労働者の異議申立権」労働法律旬報1657号（2007年）28頁，成田史子「企業組織再編における労働関係の移転」日本労働研究雑誌607号（2011年）95頁等がある。
20) BAG 2. 10. 1974 §613a BGB AP Nr. 1.

して発達した。これらは，2002年の民法典改正により，民法典 613a 条 5 項に個別労働者への情報通知義務，同条 6 項に異議申立権として明文化された。同条 5 項による情報通知の内容は，①譲渡の時期または計画されている時期，②譲渡の理由，③譲渡が当該労働者に及ぼす法的・経済的・社会的結果，④当該労働者について予定されている措置に関してである。この情報通知義務は，EC 企業譲渡指令 7 条[21]に規定される個別情報通知義務を国内法化する目的も有していたため，指令 7 条 1 項に規定されている情報通知義務の内容を踏襲し，立法化がなされている。

　(b)　異議申立権の効力等　　民法典 613a 条 6 項は，異議申立権について，労働者は同条 5 項に基づく情報通知の到達後 1 ヶ月以内に，労働関係の譲渡に関する異議を書面によって申し立てることができる，と規定し，異議申立は，従前の使用者または新使用者に対して行うことができる，としている。

　労働者が，形式および時期について適法に異議申立権を行使した場合，当該労働関係は従前の使用者のもとで存続することとなる[22]。しかしながら，事業譲渡により職務は新使用者へと移転しているため，従前の使用者のもとでは余剰人員となり，労働関係の存続が困難となる可能性が発生する。民法典 613a 条 4 項は，事業譲渡を理由とする労働者の解雇を禁止するが，「その他の理由」に基づく解雇は妨げられないとしている。余剰な労働力が発生した場合，異議申立権を行使した労働者を解雇することは，緊急の経営上の理由による解雇（解雇制限法 1 条 2 項）とみなされ[23]，解雇制限法等の要件を満たす限り，民法典 613a 条 4 項にいう「その他の理由」に基づく解雇として許容される場合があ

---

[21] 企業譲渡指令 7 条は，1 項において，譲渡人および譲受人は，譲渡により影響を受ける労働者の代表に，①譲渡の時期または計画されている時期，②譲渡の理由，③譲渡が当該労働者に及ぼす法的・経済的・社会的結果，④当該労働者について予定されている措置に関して通知しなければならない，と規定する。また，同条 6 項では，通知を受ける主体について，企業または事業の労働者にそれ自身の過失なく従業員代表が存在しない場合には，個別労働者へ情報通知する旨規定する。企業譲渡指令では，従業員代表が選出されている場合には，従業員代表への情報通知を基本とするが，ドイツの場合，民法典 613a 条 5 項による通知は，当該事業に事業所委員会が設置されていたとしても，個別の労働者へ通知がなされる。
[22] Schaub, Arbeitsrechts-Handbuch, 14. Aufl. C. H. Beck（2011）§118 Rn. 46.〔Koch〕.
[23] Münch-Komm. §613a Rn. 124.

[24]
る。すなわち，異議申立権を行使したとしても，必ずしも従前の使用者との雇用継続は保障されてはいないのである。

2 分 割

ドイツでは，分割に関する一般的な手続や労働関係の移転等については，1994年成立・1995年に施行された組織再編法（Umwandlungsgesetz[25]）に規定がおかれている。以下では，分割時の労働関係の帰趨に関する実体規制・手続規制を検討する。[26]

(1) 労働関係移転の実体規制（組織再編法324条）

分割[27]が実施される際，分割当事者が分割契約（同126条）・分割計画（同136条）を締結・作成し，これらに，分割により新たな法主体へ移転する事業または事業の一部が定められる（同126条1項9号，同136条1文）。この場合，分割の対象は，営業に限られず，個々の財産等の有形物でもよいと解されている。[28] 分割契

---

24) BAG 15. 2. 1984 §613a BGB AP Nr. 37. ただし，従前の使用者が配転可能な職場がないことを証明できない場合や，当該労働者が異議申立権を行使することにつき，新使用者のもとで労働条件が不利益に変更されるおそれがあるなど正当な理由を有している場合には，従前の使用者のもとでの解雇は無効となる場合がある。
25) Umwandlungsgesetz vom 28. Oktober 1994 (BGBl. I S. 3210; 1995 I S. 428), das zuletzt durch Artikel 2 Absatz 48 des Gesetzes vom 22. Dezember 2011 (BGBl. I S. 3044) geändert worden ist. 組織再編法は，株式会社や有限会社の資本会社や，合名会社・合資会社等の人的会社だけではなく，登記共同組合や民法上の登記社団なども適用対象としている。また，分割（同123条ないし173条）以外にも，合併（Verschmelzung・同2条ないし122条），財産譲渡（Vermögensübergang・同174条ないし189条，公法上の主体（öffentliche Hand）および公法上の保険企業（öffentlich-rechtliche Versicherungsunternehmen）の合併や分割をさす），および日本の組織変更に該当する法形式の変更（Formwechsel・同190条ないし304条）を規制している。組織再編法に関する邦語文献として，高橋英治『ドイツ会社法概説』（有斐閣，2012年）457頁以下等がある。
26) 組織再編法は，323条ないし325条に労働保護に関する規定をおいている。すなわち，解雇制限法上の地位の維持（同323条1項），労働関係移転に関する事業所委員会の役割（同条2項），労働関係移転の実体ルール（同324条）および共同決定（Mitbestimmung）の維持（同325条）に関してである。組織再編法の労働保護を検討したものとして，成田史子「企業組織再編と労働関係の帰趨」季刊労働法229号（2010年）243頁等がある。
27) 分割は①消滅分割（Aufspaltung），②存続分割（Abspaltung）および③分離分割（Ausgliederung）の3つの態様が規定されている（組織再編法123条）。それぞれにつき，吸収分割と新設分割とがある。

約・分割計画は，株主総会等で4分の3以上の多数により承認されると有効となり（同125条1文，同50条，同56条，同65条1項，同73条），分割契約・分割計画にそって権利義務関係が移転する。

以上のように，分割時の権利義務関係の移転は，（部分的）包括承継で処理されている。通常，権利義務の移転が（部分的）包括承継により処理がなされる場合，労働関係も法主体の組織法上の行為により個別の労働者の合意の有無を必要とせず，一括して新使用者へ移転することとなる。この場合，事業譲渡のように労働関係の移転について特別規定を設けることなく，従前の使用者との労働関係は新使用者のもとへ包括的に移転する，と解される。しかしながら，組織再編法324条は，「民法典613a条1項および4項ないし6項は，合併，分割または財産譲渡の登記の効力によって影響を受けない」とし，分割等の場合の労働関係の移転にも，事業譲渡の特別規定である民法典613a条1項および4項ないし6項の適用を前提とする規定を設けている。これよると，前述の事業譲渡時の労働関係の移転と同様，新使用者へ移転する事業または事業の一部の範囲に客観的に明らかに所属する労働者は，民法典613a条1項1文の効果により，自動移転の対象から排除することはできないことになる。[29]

(2) 労働関係移転の手続規制（組織再編法323条2項）

分割時の労働関係の移転については，上記の組織再編法324条に規定される移転ルールに加えて，使用者と従業員代表機関である事業所委員会との利益調整（Interessenausgleich）とよばれる集団的な協議・交渉によって，移転する労働者を決定する方法が設けられている（組織再編法323条2項および事業所組織法111条ないし113条）。以下では，事業所組織法に規定される利益調整を概観し，集団的な手続を用いた労働関係の移転ルールについて検討する。

(a) 利益調整の概要　事業所組織法111条ないし113条は，常時21人以上の選挙権を有する労働者を雇用する企業において，労働者の全員または大部分[30]

---

28) Semler/Stengel, Umwandlungsgesetz mit Spruchverfahrensgesetz, 3. Aufl. C. H. Beck (2012)（以下 Semler）§126 Rn. 62.〔Schröer〕.
29) Kallmeyer, Umwandlungsgesetz, 4. Aufl. Dr. OttoSchmidt (2010)（以下 Kallmeyer）§324 Rn. 52.〔Willensen〕.

に解雇等の重大な不利益が及ぶ事業変更（Betriebsänderung）[31]が計画される際に，使用者は事業所委員会と交渉を行わなければならない，と規定する。事業変更の概念に組織再編法が規定する分割も含まれると解される[32]。

具体的な協議・交渉等の内容は，①使用者が計画する事業変更をどのように実施するかなどについて協議を行う「利益調整」（事業所組織法112条）がある[33]。利益調整では，事業変更にともなう人事に関する内容も協議・交渉の対象となるが，分割時には，移転する労働者を決定する[34]。合意に達し，書面化・署名がなされた利益調整の法的性質に関しては，通常の事業所協定（Betriebsvereinbarung）の効力は有していない[35]，と解されている[36]。つぎに②事業変更の結果，労働者に発生する解雇などの経済的不利益を金銭給付などにより補償または緩和する措置である「社会計画（Sozialplan）」についての共同決定（同条）を行う。そして，③使用者が利益調整を全く行わずに事業変更を行った場合，あるいは，やむを得ない理由なく利益調整に違反して事業変更を行った場合，これにより解雇または経済的な不利益を被る労働者が補償金（Abfindung）[37]を請求できる「不利益調整（Nachteilsausgleich）」の制度（同113条）がある。

---

30) ここでいう選挙権とは，事業所委員会の委員選出の選挙権をさし，18歳に達した事業所の労働者全員が有する（事業所組織法7条）。

31) 事業所組織法111条1文は，使用者は，事業変更の計画について，事業所委員会に適時に，包括的に情報を通知し，計画された事業変更について事業所委員会と協議しなければならない，としている。同条各号に示されている事業変更の態様は，①事業全体または事業の主要な部分の縮小（Einschränkung）および閉鎖（Stilllegung）（同条1号），②事業所の全体または主要な部分の移転（Verlegung）（同条2号），③他の事業との統合（Zusammenschluss）または事業の分割（Spaltung）（同条3号），④事業組織，事業目的（Betriebszweck）または事業施設の根本的変更（同条4号），⑤根本的に新たな労働方式および製造方法の導入（同条5号）である。なお，3号の事業の分割は，1994年組織再編法の制定にともない事業所組織法111条の事業変更の概念に加えられたものである。

32) Fitting, Betriebsverfassungsgesetz, 26. Aufl. C. H. Beck（2012）（以下 Fitting）§111 Rn. 59.

33) Fitting, §§112, 112a Rn. 16.

34) Fitting, §§112, 112a Rn. 20.

35) 事業所委員会と使用者とが，合意に達した事項を事業所協定として書面化する（事業所組織法77条2項）。合意に達し，書面化された事業所協定は，直接的および強行的効力を有する（同条4項1文）。

36) BAG 28. 8. 91 §85 ArbGG1979 AP Nr. 2. BAG 20. 4. 94 §113 BetrVG1972 AP Nr. 27. Fitting, §§112, 112a Rn. 45.

個別報告②

　(b) 労働関係の移転　　上記の利益調整により，使用者と事業所委員会とが新使用者のもとへ移転する労働者をリストアップした名簿を作成し，それが分割契約・計画に記載されることにより労働関係が移転する[38]。利益調整を用いて移転する労働者を決定する際にも，民法典613a条の移転ルールに従い，当該労働者が移転する事業または事業の一部に客観的に明らかに所属するかどうかにより決せられる[39]。利益調整により移転する労働者が決定された場合には，組織再編法323条2項によると，裁判所により，当該利益調整に重大な瑕疵があるか否かについてのみ審査が行われることとなる。重大な瑕疵がある，と判断されるのは，労働者が移転する事業等に客観的に明らかに所属しているにも関わらず，承継対象から外されるような場合，または，移転する事業等に所属していないにも関わらず，承継対象となった場合である。すなわち，民法典613a条の承継ルールから逸脱する移転が決定された場合に，当該利益調整は重大な瑕疵あり，と判断されるのである[40]。そのような利益調整は無効となる[41]。

　利益調整による移転する労働関係の決定は，労働者の事業所属を基準に行われるのが原則であるが，事業等への所属が客観的に明らかではない労働者の移転を決定する際に，利益調整は重要な役割を果たすとされる。すなわち，事業所属が明確ではなく，民法典613a条の基準では事業所属を判断できない労働者について，事業所委員会と使用者との集団的な交渉を行うことにより，当該労働者の移転を決定しているのである。このような集団的な交渉を用いることにより，特に，事業所属が不明確な労働関係の移転の決定に対して，紛争を回避する立法目的があったとされる[42]。

---

37) この場合の補償金額は，12ヶ月分の賃金相当額を上限としている（事業所組織法113条1項ないし3項）。
38) Semler, §323 Rn. 22. 〔Simon〕.
39) Semler, §323 Rn. 25. 〔Simon〕.
40) Hartmann, Die privatautonome Zuordnung von Arbeitsverhältnissen nach Umwandlungsrecht, ZfA1997, 124.
41) Semler, §323 Rn. 35. 〔Simon〕. この場合，労働関係の移転の効果だけが無効となり，分割それ自体は無効とはならない。また，後述のとおり，利益調整により労働関係が移転する場合にも，承継対象となった労働者には異議申立権が付与されているため，移転する事業に所属していない労働者が承継対象となった場合には，利益調整の無効を訴えることなく，個別に異議申立権を行使することも可能である。

ただ，合意に達した利益調整は，前述のとおり，通常の事業所協定の効力は有してはいないため，使用者は，事業所組織法113条に規定される不利益調整とよばれる一定の金銭保障を行うことで，利益調整の合意内容から逸脱する労働関係を分割契約・計画に記載し，その移転を実行することが可能となる。[43]

(3) 異議申立権

分割の場合にも，新たな法主体への移転を希望しない労働者には，異議申立権が付与されているが，異議申立権を行使しても従前の使用者との雇用継続は必ずしも保障されていない点は，事業譲渡の場合と同様である。

III 考　察

最後に，複雑に絡み合ったドイツの企業組織再編時の労働関係移転ルールについて，実体規制および手続規制の特徴を抽出・分析する。

1 実体規制・手続規制の特徴

第1に，事業譲渡の場合，権利義務関係の移転一般は特定（個別）承継で処理されるものの，労働関係の移転については，特定（個別）承継の原則が修正され，自動移転とする実体規制が設けられている点があげられる。自動移転ルールは，ワイマール期からの長きにわたり議論が繰り返されて立法化がなされた。その間，自動移転肯定説・否定説との間で議論が対立していたが，否定説を唱える見解においても，自動移転の特別立法を行うことについては，反対はしていなかった点が注目される。いわば，自動移転の特別な立法を行うことに関しては，ある種のコンセンサスがあったと考えられる。

第2に，事業譲渡時と分割時の労働関係移転の実体規制に関して，どちらも民法典613a条による同一の移転ルールに服している点が特徴である。これは，ドイツ法にも影響を与えているEC企業譲渡指令が，譲渡と合併を対象とし，特定承継と包括承継を区別していないため，同指令の国内法化措置として，事

---

42) Semler, §323 Rn. 28. 〔Simon〕.
43) Fitting, §§112, 112a Rn. 39.

業譲渡も分割も同一の自動移転ルールに服させることも問題ない，と判断した結果とも解される。しかし，このような企業組織再編時の厳格な実体規制については，経営不振に陥り，危機的状況にある企業の倒産処理を困難にするとして，ドイツ国内では，現行の自動移転ルールへの批判があるのも事実である[44]。

　第3の特徴は，ドイツでは，事業譲渡時も分割時も，労働関係の自動移転の対象となった労働者に対して異議申立権を付与している点である。ドイツでは，労働関係自動移転ルールを設けたことから，「承継排除の不利益」は発生しないものの，承継を望まない労働者には「承継強制の不利益」が生ずる可能性がある。この問題に対して，異議申立権を付与することにより，移転する事業に所属する労働者には「承継排除の不利益」および「承継強制の不利益」の両方が及ばないように見える。しかしながら，異議申立権を行使しても，従前の使用者のもとで雇用が継続されるとは限らない。異議申立権は「雇用保障」の目的というよりも，民法典613a条1項により自動移転の対象となった労働者に対して，使用者を自由に選択し，当該労働者が自由に選択できないような使用者のもとで働くことを強制されないとする「職場選択の自由」（基本法12条）を保障するにすぎないものである，という点も特徴である。

　第4の特徴は，分割時にのみ，労働関係の移転に関して集団的な手続を設けている点である[45]。ドイツでは，分割においても，民法典613a条の移転ルールを用い，移転する事業等に客観的に明らかに所属する労働者を承継対象から排除することはできない，としている。この実体ルールに加えて，集団的な手続，すなわち利益調整により，移転する労働者を決定する仕組みを設けているのである。この場合も，労働者の事業所属を考慮して移転する労働関係が決せられることになる。事業所属から逸脱する労働関係の移転を決定した利益調整は，重大な瑕疵がある，と裁判所に判断され，当該利益調整は無効となる。つまりは，集団的な手続による労働者の移転の際にも，原則として民法典613a条の

---

44) Bälz, Die Spaltung im japanischen Gesellschaftsrecht, Tübingen 2005, S.214.
45) 事業譲渡時の労働関係自動移転ルールを規制する民法典613a条の立法過程では，事業譲渡も事業変更の概念に含め，事業所委員会を関与させようとする議論も存在したが，立法化には至らなかった（Fitting, §111 Rn.50.）。

承継ルールが基準となっているのである。しかしながら、ドイツでは、分割の対象を個々の財産としており、事業所属だけでは移転する労働者を判断できない場合がある。利益調整による移転する労働者の決定は、特に、このような事業所属が明確ではない労働者の移転に対して、集団的な手続を用いることにより、紛争を回避する目的も有している。ただ、合意に達した利益調整は、通常の事業所協定の効力を持たないため、使用者が合意内容から逸脱する労働関係を分割契約・計画に記載することも可能となる。その際、労働者になんらかの不利益が発生した場合には、当該労働者から不利益調整とよばれる金銭補償が請求される（事業所組織法113条）。つまり、利益調整によって移転する労働関係を決定したとしても、最終的には、使用者の判断が優先され、労働者に生じる不利益に関しては金銭により解決が図られるのである。

2 分 析

以上の特徴をふまえると、以下のように企業組織再編時の実体規制・手続規制にかかるドイツ法の背景と問題点を抽出し、分析することができる。

まず、事業譲渡も分割も、労働関係の移転に対して、事業所属によって移転する労働関係を判断する実体規制が原則となっている点である。これは、ドイツでは、個々の労働者の職務に関する概念が明確であるゆえのルールであるといえる。事業譲渡も分割も、個々の労働者の職務が移転する以上、そこから切り離されるような労働関係の移転はなされないということである。それゆえ、承継対象となった労働者が、異議申立権を行使したとしても、職務が移転している以上、従前の使用者のもとで整理解雇されてしまう可能性が発生するのである。

また、分割時にのみ、集団的手続により、移転する労働者を決定できる仕組みを有している。これは、分割がその対象を個々の財産でもよいとしているために、もはや事業所属では、承継対象となる労働者を判断することが難しいという問題に対して、集団的な手続を用いることにより、解決を図ろうという立法者の意思から設けられたものである。すなわち、労働関係移転に関する実体ルールのみでは対処できない問題に、集団的な手続を用いているのである。事

個別報告②

業譲渡の場面にはこのような集団的な手続は用いられず，分割時には，より手厚い労働者保護がなされているように解される。しかし，分割時の利益調整による労働関係の移転も，労働者に対して金銭補償を行う（請求される）ことにより，最終的には使用者の判断により，移転させる労働関係を分割契約・計画に記載できる点で，分割の実施の必要性と労働者保護との間でバランスを図っている制度であると解される。また，利益調整は合意に達することは要求されず，使用者と事業所委員会とが交渉をつくしてもなお，合意に達しない場合は，利益調整の交渉が不調に終わる場合もありうる。そもそも事業所委員会が設置されていなければ機能せず，その意味で一定の限界があるのも事実である。

　以上のように，ドイツでは，企業組織再編時の労働関係の帰趨に関して，個々の労働者の職務に関する概念が明確ゆえの実体規制と，それだけではカバーしきれない，事業所属が明確ではない労働者に対応するための集団的な手続規制とが設けられている。日本法においては，事業譲渡に際して，労働関係の移転に関する特別な規制が設けられていない点や，会社分割時の労働関係移転に関して，移転する事業に主として従事する労働者に対しては，ドイツのような異議申立権が付与されていない点など，検討すべき多くの問題点が指摘されるところである。上記のドイツ法の特徴や背景・問題点をふまえると，特に，ドイツとは異なり個々の労働者の職務に関する概念がはっきりとはせずにあいまいな日本においては，集団的手続規制を設けることを検討することも，問題解決にむけてのひとつの有益な示唆をもたらすのではないかと考える。しかしながら，従業員代表制度を有していない日本では，どのような主体が交渉を行うべきなのか等の多くの問題を抱えている。このような検討すべき多くの課題を抱える日本法の状況に対して，ドイツ法は重要な多くの視角を提供していると考える。

　　［付記］　本稿は，日本学術振興会科学研究費助成事業（学術研究助成基金助成金）・若手研究（B）「企業組織再編時の労働者保護を目的とした法規範の構築方法」（課題番号25780035）による成果の一部である。

　　　　　　　　　　　　　　　　　　　　　　　　　　（なりた　ふみこ）

平等な賃金支払いの法理
——ドイツにおける労働法上の平等取扱い原則を手掛かりとして——

島 田 裕 子

（京都大学）

I　問題の所在

　今日，労働法の領域においては，平等法理の著しい発展がみられる。伝統的には性別や思想に基づく差別が規制されてきたが，今日では，年齢や雇用形態に基づく区別も規制対象とされるようになっている。このような差別禁止の拡大によって，問題とされる差別の禁止には，異なる性質ないしは目的をもつものが含まれるようになった。例えば，パートタイム・有期労働者といった雇用形態に基づく区別は，労働者の属性に基づく区別ではなく，契約内容自体によって生じる区別の問題である。そこでは，一定の労働者の属性に対する保護ではなく，むしろ契約内容の合理性が問題とされていると言える。賃金制度として多様なものがありうる中で，使用者は選択の自由を有するが，使用者が複数の労働者を雇用する場合には，労働者の平等という観点から，この選択に一定の限界があるのではないかという問題である。

　このように，差別禁止法理にあっては，労働者の属性に対する保護というよりも，使用者の契約形成の自由に一般的な限界を設定するような性質のものも見られるようになっているが，このような性質ないしは目的の相違は，解釈論や立法政策において十分に考慮されるべきであろう[1]。しかしながら，こうした相違に対する分析は未だ十分ではないように思われる。そこで本稿においては，

1）　差別禁止と平等取扱を区別する見解として，毛塚勝利「労働法における差別禁止と平等取扱—雇用差別法理の基礎理論的考察—」角田邦重先生古稀記念『労働者人格権の研究　下巻』（信山社，2011年）3-38頁。

個別報告③

ドイツ法を参考としつつ,差別禁止法理のあり方について一定の示唆を得たいと考える。ドイツ法を参考とするのは,ドイツにおいて,人種や性別といった個別の差別禁止とは別に,従来より,使用者が一般的に労働者を平等に取り扱わなければならないという労働法上の平等取扱い原則が存在するからである。伝統的な差別禁止が「人間の尊厳」の思想に基づき,一定の事由を考慮することを禁止するのに対して,労働法上の平等取扱い原則は,より一般的に,労働者の平等な取扱いという観点から労働契約に内容的制限を設けるものである。

以下では,ドイツにおける労働法上の平等取扱い原則の内容を概観し,使用者の契約形成の自由に対する限界設定について,比較法的な検討を行う[2]。

II　ドイツ法における労働法上の平等取扱い原則

1　起源と内容

労働法上の平等取扱い原則が認められるきっかけとなったのは,ナチス政権期のライヒ労働裁判所の判決であり[3],その背後には,ナチス法思想が存在した。ナチス法思想は,労働関係を労務と賃金の交換ではなく,使用者と労働者が共通の目的のために協力しあう人的共同体ととらえるものである。しかし,この原則は,ナチス政権崩壊後も,社会的に望ましいものとして維持されてきた。戦後,この原則の法的根拠について盛んに議論され,基本法上の平等原則や,信義誠実の原則(民法典242条)などを根拠とする見解が主張されたが,現在に至るまで,どの見解もこの原則を完全には説明できないと考えられている[4]。

労働法上の平等取扱い原則は,協約賃金に上乗せする手当や賞与といった任意給付について発展した原則であるが,その後,任意給付のみならず,狭義の賃金や解雇権を含む形成権の行使にも適用されるようになった。ただし,狭義

---

2) 労働法上の平等取扱い原則を紹介した先行研究として,蛯原典子「ドイツ労働法における平等取扱い原則(一)～(三・完)」立命館法学260号(1998年)552-584頁,261号(1998年)872-928頁,262号(1998年)1139-1194頁;以降,本稿では紙幅の関係上,日本の文献の引用は省略し,ドイツの文献の引用も最小限度にとどめる。
3) RAG v.19.1.1938, ARS Bd. 33, S.172ff.
4) Mayer-Maly, Die Gleichbehandlung der Arbeitnehmer, DrdA 1980, S.280.

の賃金については協約によって決定されることが多く，協約にはこの原則が適用されないため，この原則の意義はあまり大きくないとされている。

　労働法上の平等取扱い原則が適用されるのは，使用者が一定の法則性に基づき，労働者を集団的に取り扱う場合に限られる。そのため，使用者が個々人を個別に優遇することは，この原則によって禁止されない。また，労働者が個別の合意により不利益な取扱いに同意をした場合には，当該合意が優先される。

　そして，平等取扱い原則違反と認められる場合の法的効果として，労働者には平等取扱い請求権が生じる。この具体的な内容として，賃金支払いが問題となる場合，労働者に給付請求権が生じ，これまで不利益に取り扱われてきた労働者は，有利に扱われてきた労働者の水準の給付を求めることができる。

2　賃金支払いに関する労働法上の平等取扱い原則の審査方法

　次に，とりわけ主要な労働条件である賃金支払いを対象に，どのような場合に，異なる処遇が労働法上の平等取扱い原則違反と判断されるか，その審査基準について検討する。

(1)　1970年代までの裁判例の状況

　労働法上の平等取扱い原則は，1930年代から存在していたが，連邦労働裁判所は一般的な審査基準を述べることはなく，ただ「恣意的な区別が禁止される」と述べるにとどまっていた。

(2)　1980年以降の裁判例による審査基準の確立

　(a)　審査基準の確立　　労働法上の平等取扱い原則違反の有無を判断する一般的な審査基準が初めて述べられたのは，1980年の裁判例である[5]。この裁判例は，職員と現業労働者との間でクリスマス賞与の額が区別された事案であった。

　この事案について，連邦労働裁判所は，労働法上の平等取扱い原則の一般的な審査方法として，「行われた区別が正当化されるか，あるいはそうでないかは，給付の目的によってのみ評価される」と述べた。これによれば，当該給付

---

5)　BAG v. 5. 3. 1980, AP Nr. 44 zu §242BGB Gleichbehandlung.

が何のために支払われるのかという給付目的と，使用者による労働者の区別が対応していなければならない。そして，この事案のクリスマス賞与の給付目的は，①クリスマスの祭事によって生じる労働者の特別な支出に対応し，②それによって過去の労務給付に追加的に報いることであり，この二つの給付目的は，職員にも現業労働者にも同様に妥当するため，区別は許されないと判断された。

さらにこの裁判例は，区別が正当化されるためには，区別理由が労働者に対して，遅くとも労働者が平等取扱いを求めた時点で明らかにされていなければならないとし，使用者がこれに反して，訴訟になってから初めて主張する区別理由は，訴訟上考慮されないとした。

この裁判例はその後，繰り返し引用され，労働法上の平等取扱い原則の確立した審査基準となった。以上の審査基準をまとめると，次のようになる。

まず，使用者が給付の支払いについて労働者を区別する場合，その区別は給付目的に対応したものでなければならない。次に，給付目的の認定は裁判所によって行われ，使用者の主張する給付目的がそのまま認定されるわけではない。給付目的の認定の際，使用者が予め区別理由として明らかにしていた事情のみが考慮され，また使用者が区別理由を明らかにしていた場合も，裁判所によって別の給付目的が認定されることがある。したがって，使用者の区別の自由には，①給付目的による区別の限定と，②給付目的の認定，という二つの制限がかけられることになる。

(b) 審査基準の具体的検討　(i) 給付目的による区別の限定　それでは，以上のような審査基準について，具体的な検討を行う。まず，①給付目的による区別の限定について考える。給付目的を唯一の基準とすることの意味は，労働者の労務給付や福利厚生給付の必要性と関係のない使用者の事情が考慮されないということにある。給付目的として，裁判所によって認定される事情は大きく分けて二つある。一つは，過去あるいは将来の労務に対して対価を与えること，二つ目は，労働者の必要に応じた福利厚生給付を与えることである。これに対して，給付目的となりえないものが，使用者の経済的な事情である。使用者の経済状況により，一部の労働者にしか給付を与えられないということは，区別を正当化する事情ではない。

また，給付目的が決定されれば，区別の可否は当該区別が給付目的に対応しているかどうかによって自動的に導かれる。そのため，使用者の区別に対する利益と区別される労働者の不利益は，互いに比較衡量される関係にはない。これは，基本法上の一般平等原則（基本法3条1項）の審査基準とは異なる。基本法上の平等原則の場合，区別目的の重要性と区別による効果の大きさが比較考量される。また，区別目的は，給付目的と関係のないものも含めて広く認められるという点でも，労働法上の平等取扱い原則とは異なる。

　(ii) 給付目的の認定　次に，給付目的の認定方法について検討する。任意給付については，原則として使用者がその目的を自由に決定することができるとされる。しかし，訴訟において給付目的を認定するのは裁判所であり，その認定の際，使用者の意図は必ずしも重視されていない。

　まず，原則として，給付目的は，給付規律によって定められた給付要件から決定される[6]。例えば，手当の要件や額に物価上昇率が関連付けられている場合，給付目的は，物価上昇による労働者の購買力喪失を調整することであるとされる。ただ，このような認定は時として非常に形式的になされ，しばしば使用者の意図とは明らかに異なる目的が認定されることがある。例えば，労働条件の引き下げに同意した労働者にのみ手当を支給するという場合，使用者の意図は，労働条件の引き下げに同意した労働者の不利益の調整にあると考えられる。しかし，使用者が手当の要件や額に物価上昇率を関連付けてしまった場合，このような給付目的を使用者が主張しても，認められないということが生じる[7]。

　このような給付規律からの認定とは別に，給付の性質上，使用者が自由に給付目的を決定できない場合がある。それは賃金増額である。使用者が任意に一定期間の賃金を増額する場合，給付増額の目的は，給付の性質上，①過去の労務給付への対価，あるいは②物価上昇による労働者の購買力喪失の調整に限られる。特に多くの裁判例において②の目的が積極的に認定される傾向にあり，原則として一部の労働者に賃金増額を行わないということは認められない[8]。

　また，給付目的の認定の際，客観的な状況との整合性や給付体系の論理的整

---

6) BAG v. 24. 10. 1990, AP Nr. 135 zu §611 BGB Gratifikation.
7) BAG v. 26. 9. 2007, AP Nr. 205 zu §242 BGB Gleichbehandlung.

個別報告③

合性・透明性も考慮される。そして使用者の主張が，これらに照らして明らかに矛盾する場合でなくても，整合性が少しでも疑わしい場合には，できるだけ多くの労働者に給付が与えられるような目的が認定される傾向にある。

例えば，労働市場価値の高い労働者を獲得・維持することを目的とする労働市場手当に関しては，このような手当を必要とするような状況が客観的に存在していたか，また使用者がそのような価値の高い労働者を得ようと努力していたかということが問題とされる。そこで，パートタイム労働者よりもフルタイム労働者の方が得難いと主張するためには，使用者がパートタイム労働者をいつでもフルタイムに転換させる準備があったということを示す必要がある。[9]

また，給付目的としては，他の給付における格差を調整する目的（例えば，特別な目的なく支払われてきた協約賃金の上乗せ手当の額に差がある場合にこれを調整する目的）も認められるが，このような調整目的は給付規律から明確かつ具体的に明らかになっていなければならない。まず，調整の対象となる給付が何か別の目的を有している場合には，このような調整は認められない。[10] これは，給付目的の異なる給付間の調整を認めると，給付体系の透明性が損なわれるためであるとされる。また，調整の対象となる部分が具体的に明確であることが必要である。そこで，ある労働者グループが全体的として高額の給料を得ているということを理由に，それを別の手当によって調整するという場合，少なくとも高額の給料のうち，どの部分が調整の対象なのかということが，給付規律から具体的に明らかになっていなければならない。[11]

　(iii) 小　括　以上のような給付目的による区別の限定と，裁判所による給付目的の認定は非常に厳しいものであり，そこからは，給付をできるだけすべての労働者に与えようとする裁判所の方向性を読み取ることができる。

このような審査方法については，批判的な論者も多い。まず，給付目的を唯一の基準とし，それ以外の理由による区別を認めないことにより，使用者にば

---

8) BAG v. 10. 3. 1982, AP Nr. 47 zu §242 BGB Gleichbehandlung; BAG v. 9. 6. 1982, AP Nr. 51 zu §242 BGB Gleichbehandlung.
9) BAG v. 25. 8. 1982, AP Nr. 53 zu §242 BGB Gleichbehandlung.
10) BAG v. 20. 7. 1993, AP Nr. 11 zu §1 BetrAVG Gleichbehandlung.
11) BAG v. 9. 12. 1997, AP Nr. 40 zu §1 BetrAVG Gleichbehandlung.

ら撒きを強いる結果となることや，必要な区別を柔軟に認めることが難しくなるという批判がある。[12] 特に，任意給付や任意の賃金増額に関しては，より使用者の裁量を広く認めるべきであるという見解も主張されている。全体として，労働者の平等をより重視すべきというよりも，むしろ，使用者の裁量を重視すべきという観点からの批判が多いことも，ドイツにおける平等取扱い原則が，強い労働者保護の性質を有することを示していると言える。

(3) 2000年代以降の裁判例の変化

このような裁判例の傾向は，2000年代以降，次第に変化しているように思われる。そこで以下では，2000年代以降の裁判例の変化について検討する。

(a) 給付目的の認定に関する変化　まず，給付目的の認定に関して，使用者の裁量がより広く認められるようになっている。

例えば，賃金増額の給付目的は，上述のように，性質上①過去の労務給付の対価あるいは②物価上昇の調整のみに限られていたが，これ以外の目的も認められるようになった。事業所の合併により異なる労働条件が並立する際に労働条件を統一するという目的，[13] 不利益な労働条件変更に同意した労働者の不利益を調整する目的[14]がその例である。

また，給付規律の透明性の要請も緩和されつつある。これまでは，給付目的の認定に関して，給付規律の整合性・透明性に対する審査が厳格に行われ，ある給付における格差を別の給付によって調整する場合には，どの部分が調整の対象となるのかが給付規律から具体的に明らかでなければならないとされていた。しかしその後，この判断は放棄され，全体的に著しく高額な報酬を得る労働者については，そのどの部分が調整の対象となっているか明確でなくても，年金を与えないことができると判断された。[15] これは給付目的の認定の問題というよりも，むしろ適用される賃金体系が異なることを理由に，区別を許容したものと考えられる。これまで個別の給付ごとの目的を重視し，各給付を超えた

---

12) Lieb, Personelle Differenzierungen und Gleichbehandlung, ZfA 1996, S. 322f.; Fastrich, Anmerkung zu BAG AP Nr. 211 zu §611 BGB Gratifikation.
13) BAG v. 14. 3. 2007, AP Nr. 204 zu §242 BGB Gleichbehandlung.
14) BAG v. 15. 7. 2009, AP Nr. 209 zu §242 BGB Gleichbehandlung.
15) BAG v. 21. 8. 2007, AP Nr. 60 zu §1 BetrAVG Gleichbehandlung.

報酬全体の比較をほとんど許してこなかった裁判例の傾向が，緩和されつつある例の一つと考えることができる。

　(b)　審査基準自体の変化　　次に，給付目的を唯一の基準とする審査基準自体も，変化しつつあるように考えられる。

　まず，使用者の経済的負担が労働者の異なる取り扱いを正当化しうるという裁判例が登場した[16]。この事例は，高齢パートタイム労働関係が使用者に経済的負担を生じさせるものであるとして，高齢パートタイム労働関係を開始した時点の年齢が若い労働者，すなわち高齢パートタイム労働の期間がより長い労働者について，使用者の経済的負担を調整するために退職金の額を減額したという事案である。連邦労働裁判所は，このような使用者の経済的負担が退職金の額の区別を正当化する可能性があることを認めた。従来の給付目的による審査によれば，このような使用者の経済的負担の軽減は給付目的となりえないため，区別を正当化する事情としては考慮されなかった。

　また，基本法上の一般平等原則の審査方法を，労働法上の平等取扱い原則の審査において引用する裁判例が現れ，増加しつつあることも，審査基準の変化の表れと考えることができる[17]。従来から，労働法上の平等取扱い原則の内容が基本法上の平等原則によって決定されると述べる裁判例は存在した[18]。しかしこれは，両原則の根底に共通した社会的正義の要請が存在することを意味するに過ぎないとされ，実際に両原則の審査基準は異なっていた[19]。基本法上の平等原則の場合，区別理由と手段との関連性が審査され，区別目的の重要性と区別効果の大きさが比較考量される関係にある。また，区別理由は給付目的に限られないという点でも労働法上の平等取扱い原則とは異なるものであった。

　(c)　その他の変化　　その他，使用者の区別理由の公表義務についても変化が見られる。使用者が訴訟前に労働者の求めに応じて区別理由を明らかにし

---

16)　BAG v. 18. 9. 2007, AP Nr. 29 zu §307 BGB.
17)　BAG v. 18. 9. 2007, AP Nr. 29 zu §307 BGB; BAG v. 16. 2. 2010, AP Nr. 50 zu §77 BetrVG 1972 Betriebsvereinbarung.
18)　BAG v. 15. 11. 1994, AP Nr. 121 zu §242 BGB Gleichbehandlung.
19)　Raab, Der arbeitsrechtliche Gleichbehandlungsgrundsatz, Festschrift für Peter Kreutz zum 70. Geburtstag, 2010, S. 327f.

なければならず，明らかにしなかった事情は訴訟上考慮されないという点については，従来から学説によって批判されていた。多くの論者は，使用者が信義則上，労働者に対して区別理由を明らかにすべき義務を負う場合があるとしても，訴訟上の主張排除まで認める必要はないと主張していた[20]。これに関して，区別理由が明らかにされていない場合でも，当該主張を訴訟上排除しない可能性について言及する裁判例が現れ[21]，この点について判例変更が注目されている。

(4) 変化の背景

以上のような変化によって，労働法上の平等取扱い原則は全体として緩和傾向にあり，より柔軟な区別を認めるものになっていると考えられる。このような変化の背景について，以下の二点のことが挙げられるのではないかと考える。

まず，欧州指令とその国内法化である一般平等取扱法（AGG）の影響である。欧州指令の文言をほぼそのまま用いる一般平等取扱法は，年齢差別の正当化に関し，給付目的による審査ではなく区別目的と手段の関連性という審査方法を定めている。この条項は，労働法上の平等取扱い原則に関する裁判例において引用されており，同原則の審査基準に影響を与えたものと考えることができる。

また，雇用形態の多様化により，労働者の均質性を前提としていたと考えられる従来の裁判例の基盤が失われたということも，背景にあると考えられる。

(5) 労働法上の平等取扱い原則の展望

以上のように，労働法上の平等取扱い原則は近年，緩和傾向にあり，従来よりも区別が柔軟に認められる傾向にある。このような傾向を踏まえれば，今後は，給付目的に対応した区別のみならず，より多様な区別理由に基づく区別が認められるようになるのではないかと思われる。

ただし，労働法上の平等取扱い原則が全体として緩和傾向にあるとしても，給付体系の透明性や論理的整合性を重視するという従来の特徴が完全に失われたわけではない。これまで，給付目的の認定の際に，給付体系の透明性や使用者の主張の論理的整合性について，厳格な審査が行われてきた。これに対して

---

20) Mayer-Maly, Anmerkung zu BAG AP Nr. 44 zu §242BGB Gleichbehandlung; Krebs. Anmerkung zu BAG SAE 1999, 287.
21) BAG v. 21. 5. 2003, AP Nr. 251 zu §611 BGB Gratifikation.

今後は，給付目的に限らずより広い区別理由を認めた上で，この区別理由が給付体系や客観的な状況に照らし，整合的に説明できるかという点が問題となるものと考えられる。例えば，事業所の合併などによって異なる労働条件が並立する場合に，これを調整するため，賃金増額について労働者を異なって取り扱うことは認められる。しかし，区別が正当化されるためには，調整されるべき異なる労働条件が本当に存在するかが審査される。その際，賃金や年金といった報酬の各要素が比較され，使用者の主張と給付体系が矛盾していないかが審査される。裁判所は，各報酬の要素について使用者には評価の余地があるが，この評価はあとづけられるように説明されなければならないとする。[22]

このように，使用者は様々な事情を区別理由として主張できるが，この主張が給付体系や客観的状況と整合しているかを審査するというのが，近年の裁判例の傾向と言える。すなわち，使用者の主張が論理的に整合しているかという点が審査の中心となっていると考えられる。具体的には，区別の際の類型化の正確性や，使用者の行動が区別理由と矛盾しないか，また客観的な状況と矛盾していないかといった点が審査される。そしてこのような使用者の主張の整合性こそが，時代の変化にもかかわらず妥当する，労働法上の平等取扱い原則の本質的な部分ではないかと考えられる。

3 集団的性質を有する労働契約の内容規制としての平等取扱い原則

このような労働法上の平等取扱い原則の審査方法とその変化を踏まえ，この原則の平等法理全体の中における位置づけについて検討する。

労働法上の平等取扱い原則は，およそ一般に労働者を区別する際の限界を設定するものであり，使用者による契約形成に対する限界設定，つまり広い意味において，契約の内容規制と位置づけることができる。これは，労働者の一定の属性による区別を禁止し，正当化事由を限定する伝統的な差別禁止とは，沿革及び方向性を異にするものである。

ここで雇用形態に基づく不利益な取扱いを禁止する「パートタイム・有期労

---

[22] BAG v. 14. 3. 2007, AP Nr. 204zu §242 BGB Gleichbehandlung.

働に関する法律」の位置づけについて検討すると，これは労働法上の平等取扱い原則の一部を具体化したものと言える[23]。同法4条は，パートタイム・有期労働者であることに基づく不利益な取扱いを禁止するが，「実質的な理由」が存在する場合には区別は許されるとする。そして，この「実質的理由」の判断は，労働法上の平等取扱い原則における審査方法と同様の方法によって行われる。この法律は，パートタイム労働に関しては，パートタイム労働を促進しワークシェアリングを実現するという目的，また有期労働に関しては，雇用が不安定な有期労働者を保護するという目的を有する。上記の不利益取扱い禁止（4条）もその一環として定められてはいるが，区別の正当化という点について見れば，労働者一般に妥当する契約内容の限界を，特にパートタイム・有期労働者について明文化したものということができる。そこで，パートタイム労働を促進し，また特に有期労働者を保護するという政策的な目的は，差別禁止によって追求されるというよりも，むしろ他のより直接的な手段によって追求されていると言える。例えば，パートタイム労働に関しては，労働者の労働時間の短縮請求（8条）及び延長請求（9条）により，労働者がパートタイム労働を選択し，またフルタイムに復帰しやすい状況を作っている。有期労働に関しては，そもそも有期労働契約を締結できる場合を限定し（14条），また無期のポストを募集する際に有期労働者に情報提供をすることで，有期労働者に無期労働契約締結のチャンスを与える（18条）という手段が取られている。

III　比較法的考察

1　一般的な契約内容規制としての労働者の平等な取扱いという観点

以上のようなドイツ法の議論を踏まえて，日本法について考察を行う。日本では，ドイツのような労働法上の平等取扱い原則を定める法律や判例は存在しないが，裁判例において，労働者の平等な取扱いを考慮するものがある。例え

---

[23] Thüsing, Teilzeit-und Befristungsgesetz Kommentar (Hrsg. von Annuß/Thüsing), 2. Auflage, Frankfurt 2006, S. 63ff. ただし，パートタイム・有期労働に関する法律の4条は強行的な性質を有する規定であり，同条に反して労働者を不利益に扱う個別合意は無効となる。

ば,憲法や労働基準法の根底にある「均等待遇の理念」に言及した裁判例は,法律上列挙された差別禁止事由に限られない,より一般的な平等取扱いの観点から使用者の措置に一定の制限を設けようとするものとして理解できる[24]。しかし,このような理念がどのような審査内容や基準として具体化されるかについては,未だ方向性すら示されていない状況にある。

この問題に関して,労働者の平等取扱いの要請を,使用者の整合的な説明義務を中心として理解するドイツ法は,日本法にとっても参考になるものと思われる。具体的には,使用者の契約形成に対するコントロールである就業規則の合理性審査や公序良俗違反の審査において,労働者の平等の観点から,使用者の整合的な説明義務を考慮することが考えられる。

2 雇用形態に基づく異なる処遇の問題と一般的な契約内容規制としての平等との関係

このような一般的な契約内容の合理性としての労働者の平等の要請は,労働者の属性による差別禁止とは性質を異にする。差別禁止は,一定の属性を雇用関係上考慮してはならないというものであり,その背後には,一定の属性を雇用関係上考慮することへの非難と,一定の属性を有する労働者の保護の必要性がある。これに対して,契約内容の合理性の問題としての労働者の平等は,一定の区別事由に対する非難を前提とせず,より一般的に不合理な取扱いを禁止するものである。このように考えると,今日議論されている雇用形態に基づく処遇の区別は,労働者の属性に基づく差別禁止の問題というよりも,一般的な契約内容の問題と理解することが適切ではないかと考える。雇用形態は,契約内容自体によって生じる違いであり,雇用関係上原則として考慮してはならないという事情ではない。むしろ,雇用形態に限らず一般に妥当する,契約内容の限界ととらえることが可能である。

そこで次に,雇用形態に基づく処遇の規制に関する現行法制について概観する。今日,雇用形態に基づく処遇に関して,労働契約法20条や,いわゆる

---

24) 丸子警報器事件・長野地上田支判平8・3・15労判690号32頁。

「パートタイム労働法」8条，9条が存在するが，このような立法上の規制は，契約内容の合理性の一般的な要請と理解できるのか，それともこれを超えたものであるのかについて検討する。

　まず，労働契約法20条は，有期労働者に関する不合理な労働条件の禁止を定めたものである。この規定は，労働条件が不合理かどうかの判断要素として，職務内容およびその変更の範囲等を挙げているが，これ以外の事情による区別も排除していない。これは，有期労働者に限らず，契約内容に対する一般的な限界としての合理性の要請を具体化したものであると理解することができる。

　次に，パートタイム労働法8条は，通常の労働者と同視すべきパートタイム労働者に対する差別禁止を定めたものである。これは職務や責任の内容・配置転換等の範囲が同じであれば，賃金の性質を問わず，すべての処遇に関して区別を一切認めないものである。これは，区別の正当化の余地を一切否定するという点で，一般的な契約内容の合理性の問題を超えて，パートタイム労働者を積極的に保護するという政策の問題であると考えられる。

　また，パートタイム労働法9条は，通常の労働者と同視すべきとは言えないパートタイム労働者に関して，職務に密接に関連する賃金については，職務内容等と「均衡」のとれた賃金を支払うという使用者の努力義務を定めたものである。この規定は努力義務にすぎないため，ここから直接に法的な効果が生じるわけではないが，パートタイム労働に関する望ましい契約内容についての立法者の態度表明と評価することができる。これは，区別が正当化される場合でも，その区別が職務内容と「均衡」のとれたものであることを求める点で，労働者一般に妥当する契約内容の規制とは異なるということができる。一般には，例えば勤続年数に応じて，職務内容に比例する以上に賃金の差を設けることは許されると考えられており，均衡の考慮は常に妥当するものではないからである。

　このように，雇用形態に基づく区別に関する現行法には，①雇用形態に限らず一般に妥当しうる契約内容の合理性の問題と，これを超えて，②一定の雇用形態の労働者を保護し，その労働条件を引き上げるという政策，また一定の雇用形態に対する否定的な見方が混在している。しかし，この二つの異なる観点は，立法政策を議論するにあたって，分けて検討するべきではないかと思われ

る。どこまでが一般に妥当する契約内容の合理性の問題であるか，それで不十分な場合にはどのような施策を採ることが適切かについて検討することで，差別禁止立法に関する議論を整理することができるのではないかと考える。

具体的には，一般的な契約内容の合理性の問題については，上述のように，使用者の整合的な説明義務を中心として平等の観点を考慮することが考えられる。とりわけ労務給付の企業にとっての価値や問題となる給付の給付体系上の位置づけ等に関しては，使用者にできるだけ具体的な基準を示して説明することを求めることが望ましい。そこで，例えばパートタイム労働法13条に規定されているような使用者の説明義務を中心とした立法論，解釈論が行われるべきであると考える。これに対して，一定の労働者の労働条件を引き上げるという政策に係る部分については，このような政策の手段として，本当に差別禁止の規制が適切と言えるのか，あるいは最低賃金等の強行的な労働者保護法や雇用形態自体の規制によるべきであるのかを検討する必要があると考える。例えばドイツにおいては，パートタイム・有期労働者の不利益取扱いの禁止は一般的な契約内容の合理性の問題であり，それを超える政策的な部分については，上述したような，より直接的な手段が取られている。日本では，政策的な目的を達成するための手段の一つとして差別禁止が用いられているが，これが適切なのか，他により適切な手段があるかを検討する必要がある。

本稿では，平等な賃金支払いに関して，ドイツにおける労働法上の平等取扱い原則を手掛かりとして検討を行った。平等な賃金支払いについて普遍的な結論を出すには至らなかったが，この問題について議論していくための論点の整理を試みた。以上のような検討結果を踏まえ，労働者の平等と契約自由との関係について，さらに検討を深めていくことを今後の課題としたい。

（しまだ　ゆうこ）

回顧と展望

違法な労働者派遣と黙示の労働契約の成否　　　　　　　　　　　　　　山本　陽大
　　──マツダ防府工場事件・山口地判平25・3・13労判1070号6頁──
高年法上の継続雇用制度における再雇用拒否　　　　　　　　　　　　　富永　晃一
　　──津田電気計器事件・最一小判平24・11・29労判1064号13頁──
国家公務員による政治的文書配布行為についての
　政治的行為制限違反の成否　　　　　　　　　　　　　　　　　　　　川田　琢之
　　──堀越事件・最二小判平24・12・7／世田谷事件・最二小判平24・12・7──

違法な労働者派遣と黙示の労働契約の成否
――マツダ防府工場事件・山口地判平25・3・13労判1070号6頁――

山 本 陽 大

(労働政策研究・研修機構)

I 事実の概要

本件は,派遣労働者としてY社(被告)工場において自動車製造等の業務に従事していた$X_1 \sim X_{15}$(原告)が,派遣元との間で締結した派遣労働契約は無効であり,かつY社との間で黙示の労働契約が成立しているとして,労働契約上の地位確認を求めている事案である。事実の経過は以下の通りである。

平成16年7月頃,Y社は,派遣可能期間経過後も各職場においてなお人員確保の必要がある場合の対応策として,派遣労働者を3か月と1日の間(クーリング期間),直接雇用するサポート社員制度を導入した。同制度に関するガイドブックに添付の説明図では,ある特定の人物としてEが,当初の派遣可能期間は派遣労働者として,その後のクーリング期間はサポート社員として,再度の派遣可能期間は派遣労働者として,あたかも就業を継続するような図が描かれている。また,派遣労働者に対するサポート社員制度の説明は,主に派遣元からなされていたところ,そこでは,「法律により1年以上は働けないため,一度Y社の社員になってもらい,3か月して,また戻ってきてもらう」旨の説明がなされていた。実際にも,派遣労働者の多くはサポート期間への切替えと同時にサポート社員になり,派遣労働者の時と同じ職場で同じ作業に従事していた。Xらも,X_9及びX_{13}を除いては,サポート社員を経験している。

平成18年9月以降,Y社は,ランク制度及びパフォーマンス評価制度を導入した。ランク制度は,職務に対する期待値によって派遣労働者に対しランク付けを行うものであり,パフォーマンス評価制度は,派遣元の業績を出勤率等

の指標で評価するものである。両制度の導入に合わせて派遣料金の体系が，基本部分，ランク連動部分及びパフォーマンス連動部分に細分化され，派遣労働者のランク及び派遣元のパフォーマンスは，各連動部分を通じて派遣料金に反映されることとなった。

　平成20年9月のリーマン・ショック後の景気低迷に伴い，Y社は，自動車生産台数を減産し，派遣労働者の受入人数を減らすこととした。そのため，当時派遣労働者として就業していたX_1を初めとする9名については派遣元との間の派遣労働契約が更新されず，また，X_3を初めとする6名については，サポート期間満了後，派遣元との間で派遣労働契約を締結することができなかった。

II　判　旨（一部認容，一部却下，一部棄却）

「労働者派遣法に違反する労働者派遣が行われた場合について，平成21年判決（引用者注：パナソニックプラズマディスプレイ事件・最二小判平21・12・18民集63巻10号2754頁）は，『労働者派遣法の趣旨及びその取締法規としての性質，さらには派遣労働者を保護する必要性等にかんがみれば，仮に労働者派遣法に違反する労働者派遣が行われた場合においても，特段の事情のない限り，そのことだけによっては派遣労働者と派遣元との雇用契約が無効となることはないと解すべきである。』と判示するので，以下……派遣労働契約を無効と解し得る特段の事情が存するのかを検討する」。「Y社は，サポート社員制度の運用実態において派遣法（40条の2）の規定に違反したというにとどまらず，ランク制度やパフォーマンス評価制度の導入と併せ，常用雇用の代替防止という派遣法の根幹を否定する施策を実施していたものと認められ，この状態においては，すでにこれら制度全体としても労働者派遣法に違反するものとさえ評価することができる」。「派遣法40条の2違反には罰則規定の適用がなく，……罰則規定の適用や厚生労働大臣による監督行政権限の行使によっては現実にサポート社員を経験した派遣労働者を保護することができないこと……などに照らせば，現実にサポート社員を経験して上記諸制度の適用を受けた派遣労働者について

は，後記……のとおり黙示の労働契約の成立を認めることができる諸事実が存することも加味すると，それら派遣労働者と派遣元との間の派遣労働契約を無効であると解すべき特段の事情があると認められる」。

「Y社は，X_9及びX_{13}を除くXらについて，Y社従業員と同様に，作業上の指揮命令や出退勤の管理を行うのみならず，派遣元からの派遣を受けない形で雇入れを拒否することのできる権限を事実上保持することにより，生産効率の高い有能な労働者の派遣を受けることができるように配置換えをする権限も有しており，これらは労働者の雇用に関与している事情といえ，したがって，X_9及びX_{13}を除くXらとY社との間には，使用従属関係および労務提供関係が認められる……」。「次に，賃金支払関係についてみると，派遣労働者が派遣元から受領する金員には，Y社が派遣元に派遣料金として支払った金員から派遣元の経費，利益等を控除した額を基礎にするものであると推認される」ところ，Y社が平成18年9月以降導入したランク制度の目的は，「派遣元に派遣労働者のランクに応じた派遣料金を支払うことで，派遣元から派遣労働者に対しランクに応じた給与が支払われるようにすることにあることは明らかであり，ランク制度の導入に伴い，本件各派遣元からランクに応じた給与が支払われるようになることは，Y社・派遣元・派遣労働者の3者の共通認識となっていたことが認められる。Y社が派遣労働者のランクの付与に主体としてかかわっていたことも優に認められ，これによれば，Y社が派遣労働者の給与等の名目で派遣元から受領する金員の額を実質的に決定する立場にあったことが認められるというべきである」。「そうすると，X_9及びX_{13}を除くXらとY社との間には黙示の労働契約の成立が認められる」。

Ⅲ 検 討

1 はじめに

違法派遣が行われた場合に，直ちに派遣元と派遣労働者間の労働契約が無効となり，派遣先と派遣労働者間で黙示の労働契約が成立するのか否かという問題については，既に偽装請負の事案において，最高裁がこれを否定して以降，

同種事案にあっては、かかる最判を引用し、黙示の労働契約の成立を否定する下級審裁判例が相次いでいた。そのような中、本判決は、上記最判を引用しつつも、そこで留保されていた、派遣元・派遣労働者間の労働契約を無効と解すべき「特段の事情」の存在を認め、派遣先と派遣労働者間での黙示の労働契約の成立を肯定した初めての例であり、その理論的な意義は極めて大きいと思われるため、評釈として紹介する次第である。

2 黙示の労働契約をめぐる従来の議論状況

労契法6条によれば、労働契約は①「労働者が使用者に使用されて労働」すること、及び②「使用者がこれに対して賃金を支払う」ことについて、当事者が合意することによって成立する。そして、かかる合意は、明示的な意思の合致のみならず、黙示のものでも足りると解されているところ[2]、いかなる事実関係が展開されている場合に、上記①・②につき黙示の意思の合致があったものと推認できるかについて、従来の学説及び裁判例は[3]、特に業務委託契約に基づく社外労働者受入れの事案を念頭に、比較的厳格な要件を定立してきた。それによれば、およそ事実関係として、ⅰ）労働者と受入企業間に使用従属関係が認められること、ⅱ）受入企業が採用・配置等の人事権を保持していること、ⅲ）受入企業が実質的に賃金を決定していると評価しうること、を要する[4]。この結果、黙示の労働契約は、労働者の採用や人事管理、賃金の決定が専ら受入企業によって行われており、請負企業はあたかも賃金支払いの代行機関として

---

1) 例えば、三菱重工業事件・神戸地姫路支判平22・12・8労判1017号92頁、日本化薬事件・神戸地姫路支判平23・1・19労判1029号72頁、日本精工事件・東京地判平24・8・31労判1059号5頁等。詳細は、塩見卓也「松下PDP事件最高裁判決後の下級審裁判例」和田肇＝脇田滋＝矢野昌浩編『労働者派遣と法』（日本評論社、2013年）188頁を参照。
2) 土田道夫『労働契約法』（有斐閣、2008年）56頁。
3) 黙示の労働契約に関する従来の裁判例については、中山慈夫「偽装請負と黙示の労働契約」『安西愈先生古稀記念・経営と労働法務の理論と実務』（中央経済社、2009年）37頁において、詳細な整理がなされている。
4) 菅野和夫『労働法〔第10版〕』（弘文堂、2012年）120頁、土田・前掲注2）書57頁、サガテレビ事件・福岡高判昭58・6・7労判410号29頁、伊予銀行・いよぎんスタッフサービス事件・松山地判平15・5・22労判856号45頁、マイスタッフ事件・東京地判平17・7・25労判900号32頁等。

の役割を果たしているに過ぎないような事案においてのみ，その成立が認められてきた。

　もっとも，最近になって，上記とは異なる立場から，黙示の労働契約の成立を認めたものとして注目を集めたのが，パナソニックプラズマディスプレイ事件（以下，PPD事件という。）の原審判決である。同事件は，偽装請負の状態において就労していた労働者と受入企業間での黙示の労働契約の成否が争われた事案であるが，原審は上記の要件のうち，ⅱ）をそもそも要求せず，また上記ⅲ）の認定に当たり，労働者の賃金は，受入企業が請負企業に業務委託料として支払った金員から請負企業の利益等を控除した額を基礎としていたという関係のみによって，賃金支払関係の存在を認め，受入企業の労働者に対する指揮命令と相まって，黙示の労働契約の成立を肯定した。

　但し，注意を要するのは，原審は，同事件における労働者，請負企業及び受入企業間の各契約を，脱法的な労働者供給契約（職安法44条違反）として，公序良俗（民法90条）を媒介に，無効とする判断を先行させていた点である。かかる判断を前提に，原審は，労働者および受入企業間の「実体関係を根拠付け得るのは，……両者間の……労働契約のほかはな」いとして，黙示の労働契約の成立を肯定した。この点からすると，原審判決における偽装請負に対する違法評価と，上記の黙示の労働契約に関する解釈は，結び付きを有していたものと考えられよう。要するに，原審の判断は，偽装請負における労働者の救済を受入企業による直接雇用を以って行うべきであるという価値判断を，意思解釈の枠組みに組み込んだものといえる（規範的〔意思〕解釈のアプローチ）。このようなアプローチの当否は，学説においても賛否両論を呼んだ。

5）　センエイ事件・佐賀地武雄支決平9・3・28労判719号38頁，安田病院事件・大阪高判平10・2・18労判744号63頁，ナブテスコ事件・神戸地明石支判平17・7・22労判901号21頁。

6）　松下プラズマディスプレイ事件・大阪高判平20・4・25労判960号5頁。

7）　このようなアプローチを支持する見解として，毛塚勝利「判批」労判966号（2008年）8頁，豊川義明「違法な労務供給関係における供給先と労働者との黙示の労働契約の成否」甲法50巻4号（2010年）225頁，批判する見解として，中山・前掲注3）論文66頁，大内伸哉「判批」ジュリ1402号（2010年）150頁，島田陽一＝土田道夫「ディアローグ・労働判例この1年の争点」日労研604号（2010年）34-35頁，土田道夫「労働法の解釈方法についての覚書」『渡辺章先生古稀記念・労働法が目指すべきもの』（信山社，2011年）163頁等がある。

3 PPD 事件最高裁判決

しかし，このような判断は，最高裁によって覆されることとなる。すなわち，黙示の労働契約の成否につき，最高裁は，受入企業が労働者の採用に関与したり，給与等の額を事実上決定していた事情は認められないこと，請負企業は労働者の具体的な就業態様を一定の限度で決定し得る地位にあったこと等の事情を総合し，これを否定した。一般論が展開されているわけではないが，ここで考慮されている要素や，賃金支払関係の認定の仕方からすると，最高裁は，2で述べた従来の学説及び裁判例の立場を踏襲したものといえよう。

また，派遣法違反と請負企業・労働者間における法律関係の有効性との関係についても，最高裁は原審に応接する形で判断を示している。すなわち，最高裁は，偽装請負であっても行為類型として労働者派遣（派遣法2条1号）に該当する以上，労働者供給には当たらないとの立場（分離説）[8]を前提に，派遣法の趣旨等からすれば，特段の事情のない限り，派遣法違反のみによっては労働者と派遣元との労働契約が無効とはならないと判示した。黙示の労働契約の成否に関して，従来の学説及び裁判例の立場に拠る以上，派遣法違反の有無及びそれが請負企業と労働者間の法律関係に及ぼす影響に関する判断は，本来不要なはずであるが[9]，最高裁はかかる判断を付加することにより，原審の論理を明確に否定したのである。

なお，上記の通り，「特段の事情」が留保されている点からすれば，最高裁も，労働者と派遣元との労働契約が無効となる余地を一切否定するものではないと解しうる。ただ，それが具体的にいかなる場面を想定しているのか，最高裁の判示からは，明らかではなかった。この点については，同最判の調査官解説も[10]，「脱法的な違法派遣の態様は今後も様々なものが想定されることから，その態様によっては派遣元と派遣労働者との間の雇用契約が無効になる可能性があり得ることをあらかじめ宣明しておくという趣旨であって，現時点において具体

---

8) この点につき，濱口桂一郎「判批」NBL 885号（2008年）19頁も参照。
9) 大内・前掲注7）判批153頁。また，石崎由希子「判批」法協128巻9号（2011年）243頁は，同判示部分が傍論であることを明確に指摘する。
10) 岡田幸人「判批」ジュリ1417号（2011年）145頁。

的な事案を本判決が想定しているわけではない」と述べるに止まっている。

4　本判決の評価

　判旨としての引用は省略したが，本件ではまず，Y社が派遣可能期間の制限を定める派遣法40条の2に違反しているか否かが争点となっている。同条が定める派遣期間の「継続」につき，「派遣先が講ずべき措置に関する指針」（平11・11・17労告138号）第2の14(3)は，中断期間が3か月を超えない場合は継続とみなす旨を定めているため，Xらを，サポート社員として3か月と1日の間，直接雇用している本件では，形式的には同条に抵触しないようにも思われる。しかし，本判決は，「派遣先が継続して労働者派遣の役務の提供を受けていたかどうかは，クーリング期間の長短だけでなく，恒常的労働の代替防止という制度趣旨を踏まえて実質的に判断すべきである」とした上で，サポート社員制度に関する説明や，現実に多くの労働者が同一職場における労働者派遣・サポート社員・労働者派遣の循環を繰り返していたこと等から，派遣法40条の2違反を肯定した。常用代替の防止という法の趣旨と共に，派遣法40条の2が強行規定であることにも鑑みれば，上記指針の単なる反対解釈や制度の形式に囚われることなく，制度の運用に着目し，実態に即した判断を行った本判決は，妥当なものと評価できる。

　次に，本判決は，PPD事件最判の枠組み自体は支持した上で，上記最判にいう「特段の事情」の存在を認めることにより，Xらと派遣元との派遣労働契約を無効としている。調査官解説が述べていたように，上記最判が，今後あり得る違法派遣の多様性を想定した上で，「特段の事情」を留保したのだとすれば，本判決はこの点において上記最判を具体化したものであり，理論的に重要な意義を有する。しかし，かかる判示部分については，本件と偽装請負の事案との比較を念頭に置けば，疑問点が生じる。すなわち，本判決は，Y社の行為を「常用雇用の代替防止という労働者派遣法の根幹を否定する施策」と評価し，その違法性を強調しているが，そもそも派遣法の枠組みの外で行われる偽装請負こそ，本件におけるのと同程度あるいはそれ以上に，派遣先正社員の地位を侵食する危険性を孕んでおり，また，派遣労働者の保護にも悖るもので

ある。更に，偽装請負に対しては，刑事罰（派遣法59条2号，60条1号）が予定されているのに対して，派遣法40条の2違反については行政監督（派遣法48条1項，49条1項，49条の2）が予定されているに過ぎない。本判決は，この点を捉えて「特段の事情」が認められる積極的根拠としているが，当該規定違反に対して刑事罰が予定されていないことは，法律関係の無効をもたらすほどの違法性を根拠付けるには，むしろ消極的に機能するのではなかろうか。このように考えると，本件における派遣法40条の2の潜脱は，違法行為であることに疑いは無いが，PPD事件において問題となった偽装請負と比較すれば，これを上回る程に強度の違法性を有するものとは解し難いように思われる。

　もっとも，仮に本件において「特段の事情」の存在が認められ，派遣元とXらとの労働契約が無効と評価されたとしても，PPD事件最判の枠組みに拠る以上，3で述べたように，Y社とXら間での黙示の労働契約の成立如何は別の問題である。この点，引用は省略したが判旨は，黙示の労働契約の成否に関する一般論として，本件事実関係（使用従属関係・労務提供関係・賃金支払関係）から，当事者の黙示の意思合致を客観的に推認すべきことを説いており，その判断には特に異論は無い。問題は，本件の具体的判断である。この点，2で紹介した黙示の労働契約に関する従来の認定要件ⅰ）～ⅲ）に照らしてみると，本件においてY社は，派遣労働者に対する作業上の指揮命令や出退勤の管理等を行っていたため，ⅰ）はもとより充足されている。また，ⅱ）についても，派遣労働者の配置・配置変更はY社によって決定された事実が認定されており，Y社・Xら間に一定の労務提供関係が存在していたことが窺える。更に，ⅲ）についても，本件においては，ランク制度を通じて，派遣労働者のランクとその賃金は一部連動しており，かつ，そのランクはY社が主体となって付与していたことからすれば，Y社はXらの賃金につき一定の影響力を有していたと評価できよう。これらの点からすると，本件はPPD事件におけるよりも，上記ⅰ）～ⅲ）の充足度が高い事案であったと評価して差し支えない。

　しかしながら，その充足度は，2でみた従来の裁判例に照らしても黙示の労働契約の成立が認められる程度には，未だ至っていないように思われる。特に，ⅲ）についてみると，確かに上記の通りY社はXらの賃金について影響力を

有してはいたが,それはランク連動部分に限定されたものであり,Y社がXらの賃金が専ら実質的に決定していたと評価するには,なお不十分である。賃金支払関係の存在が黙示の労働契約の認定にとって決定的な意義を有することを考えると,本判決の判断にはなお疑問を否めない。

ところで,上記の使用従属関係やランク制度による派遣労働者の賃金への影響力は,実はY社の派遣労働者一般について存在しており,それゆえ本来X_9及びX_{13}についても認められ得るものであった。にもかかわらず,黙示の労働契約の成立が肯定されているのは,Xらのうち,派遣法40条の2違反の契機となったサポート社員制度の利用経験がある者に限られ,X_9及びX_{13}については否定されている。そうすると,上記の黙示の労働契約に関する本判決の解釈は,やはりY社に対する派遣法違反という評価に由来するものと解されよう。要するに,本判決も,PPD事件の原審判決が採った規範的解釈のアプローチと軌を一にしているのである(引用は省略したが,本判決は,X_9及びX_{13}については,派遣元との間での労働契約を無効と解すべき特段の事情が無いことを主たる理由として,これら両名とY社間では黙示の労働契約は認められないと判示している)。

しかし,学説では,派遣法違反のような契約に外在的な規範による評価に,意思解釈の枠組み(上記 i)〜iii)の要件)へ影響を及ぼすような作用を認めるべきではないとの見解も存在する。これは,黙示の労働契約の認定とは,あくまで当事者間で展開されている事実関係から当事者意思の合致を帰納的に推認してゆく作業なのであるから,本件でも法違反の評価からは離れて,労働者と受入企業の意思が探求されるべきであるとの議論である[11]。かかる見解に拠れば,前記の通り,上記 i)〜iii)の充足度がなお十分でないとすれば,Y社がXらを期間の定めの無い労働者として直接雇用する意思であったとの推認を導き,両者間の黙示の労働契約を認定することは困難と解される[12]。

---

[11] 土田・前掲注7)論文169-170頁,山本陽大「判批」労経春秋1号(2009年)76頁。
[12] 但し,2012年の派遣法改正により新たに直接雇用申込みなし規定(新40条の6)が導入されたことで,その施行日である2015年10月1日以降,本件類似の事案において,派遣労働者の多くの部分は,同条により救済されることとなろう。

回顧と展望①

　本判決に対しては，Y社側から控訴されており，控訴審での判断が待たれるところである。

　　　　　　　　　　　　　　　　　　　　　　　　（やまもと　ようた）

高年法上の継続雇用制度における再雇用拒否
―― 津田電気計器事件・最一小判平24・11・29労判1064号13頁 ――

富 永 晃 一

（上智大学）

I　事案の概要

　X（第一審原告・被控訴人・被上告人）は、Y社（第一審被告・控訴人・上告人）と昭和41年3月より無期雇用契約を締結して同社の本社工場で勤務し、60歳の定年到達後、期間1年の嘱託雇用契約により勤務を継続していた。

　平成18年3月にY社は過半数代表者との書面による協定に基づき、平成24年改正前の高年齢者雇用安定法（以下「高年法」ないし「法」）9条2項所定の継続雇用基準を含むものとして、高年齢者継続雇用規程（以下「本件規程」）を定め、従業員に周知した。本件規程上、Y社は、継続雇用を希望する高年齢者につき、在職中の業務実態及び業務能力に係る査定帳票の内容等を所定の方法で点数化して選考し、総点数が0点以上の者を採用し、これに満たない者は原則として不採用とし（この採否基準を、以下「本件選定基準」とする）、採用者の継続雇用の最長期間は、平成22年4月1日から平成25年3月31日までは満64歳までとし、労働時間は、総点数が10点以上の者は週40時間以内、これに満たない者は週30時間以内とし、賃金もこの労働時間と満61歳当時の基本給額等を基礎に算定するとされていた。

　Xは継続雇用を希望したが、Y社は、平成20年12月15日、Xに対し、本件規程所定の継続雇用基準の不充足を理由に、Xの嘱託雇用契約が平成21年1月20日の契約期間満了を以て終了すること、本件規程に基づく再雇用契約を締結しないことを通知した。

　Xは、労働契約上の地位確認及び未払賃金の支払（主位的に週40時間勤務の場

合の賃金，予備的に週30時間勤務の場合の賃金）を求め提訴した。なお，控訴審での事実認定によれば，本件評価基準により計算したＸの総点数は１点だが，Ｙ社は点数化の処理を誤り，総点数を０点に満たないと評価していた（詳細は異なるが，第一審もＸが評価基準を充足したと判断した）。

　第一審は，本件規程の周知を（選定基準の要件充足者への）Ｙの再雇用契約の申込み，Ｘの継続雇用希望通知を承諾と構成し，ＸＹ間の再雇用契約成立を認めた。他方，控訴審は本件規程の周知は申込みの誘引であるとしたが，継続雇用希望者が選定基準を満たせばＹには継続雇用の承諾義務があり，これに反する不承諾は，解雇権濫用法理の類推適用で権利濫用となり，Ｙは不承諾を主張できず継続雇用契約が成立したとみるべきであると判断した。

Ⅱ　判　　旨

　Ｙ社は，「法９条２項に基づき，本社工場の従業員の過半数を代表する者との書面による協定により，継続雇用基準を含むものとして本件規程を定めて従業員に周知したことによって，同条１項２号所定の継続雇用制度を導入したものとみなされるところ，期限の定めのない雇用契約及び定年後の嘱託雇用契約によりＹ社に雇用されていたＸは，在職中の業務実態及び業務能力に係る査定等の内容を本件規程所定の方法で点数化すると総点数が１点となり，本件規程所定の継続雇用基準を満たすものであったから，Ｘにおいて嘱託雇用契約の終了後も雇用が継続されるものと期待することには合理的な理由があると認められる一方，Ｙ社においてＸにつき上記の継続雇用基準を満たしていないものとして本件規程に基づく再雇用をすることなく嘱託雇用契約の終期の到来によりＸの雇用が終了したものとすることは，他にこれをやむを得ないものとみるべき特段の事情もうかがわれない以上，客観的に合理的な理由を欠き，社会通念上相当であると認められないものといわざるを得ない。したがって，本件の前記事実関係等の下においては，前記の法の趣旨等に鑑み，Ｙ社とＸとの間に，嘱託雇用契約の終了後も本件規程に基づき再雇用されたのと同様の雇用関係が存続しているものとみるのが相当であり，その期限や賃金，労働時

間等の労働条件については本件規程の定めに従うことになるものと解される」（東芝柳町工場事件・最一小判昭49・7・22民集28巻5号927頁，日立メディコ事件・最一小判昭61・12・4判例集民事149号209頁を参照）。「そして，本件規程によれば，Xの再雇用後の労働時間は週30時間以内とされることになるところ，Xについて再雇用後の労働時間が週30時間未満となるとみるべき事情はうかがわれないから，Y社とXとの間の上記雇用関係における労働時間は週30時間となるものと解するのが相当である。」

Ⅲ 検 討

1 本判決の意義と特徴

　企業において定年退職者の再雇用制度が就業規則・労働協約に定められ，あるいは再雇用の労使慣行等が存する場合に，不当な再雇用拒否への救済の可否・内容が問題となることがある。特に平成16年改正で高年法9条1項2号に使用者の採るべき雇用確保措置の1つとして継続雇用制度が規定されたところ，平成24年改正までは労使協定で設定された選別基準による継続雇用制度の対象者の限定が可能であったため（平成24年改正前高年法9条2項），当該選別基準の不充足を理由に再雇用を拒否された定年退職者が，雇用契約上の地位確認・未払賃金の支払等を求めて提訴するという紛争が多数生じた（後掲）。そこでは，仮に不当であれ，使用者が実際に再雇用を拒否した場合に，再雇用契約成立を前提とする救済（契約上の地位確認・未払賃金請求）まで認めうるか否か，という問題が争点となった。

　本判決はこの問題に最高裁として判断を示したものであり，有期労働契約の雇止めに関する判例を参照し，高年法の趣旨と労働者の合理的期待の保護を根拠として，再雇用契約の存在を肯定した。（平成24年高年法改正で選定基準による継続雇用対象者の限定制度は廃止されたが，既存の限定制度には相当長期の経過措置が存し，また（争いはあるが）一般には私法的効力が存しないと解されている高年法9条[1]に従わず企業が限定制度を事実上維持する可能性にも鑑み）本判決には，今後の類似例の処理の参考となるという実務的意義と，労働者の合理的期待の保護の法理

の拡張を示したという理論的意義が存する。

2 裁判例と学説の概観

　定年後の継続雇用制度において使用者の再雇用契約締結拒否があった場合にも，契約成立を認めるか（認める場合，どのような論理によるか）という点で，従来の裁判例は判断が分かれていた。そもそも選別基準等を実際に充足しないとされたものが多いが[2]，実質的な判断基準を提示するものを以下にみる。まず㋐雇用契約締結の実際の合意の存在・賃金等の労働条件に関する具体的な合意がない限り契約成立を否定するもの（救済を全て否定するものとして日通岐阜運輸事件・岐阜地判平23・7・14労経速2112号33頁，社会福祉法人福田会事件・東京地判平24・10・9労経速2157号24頁，エクソンモービル事件・大阪地判平24・5・11労判ジャーナル5号6頁，不法行為による損害賠償を認めるものとして日本ニューホランド事件・札幌高判平22・9・30労判1013号160頁〔要旨〕）がある。平成16年高年法改正以前の事例にも同様の立場に立つものがみられる[3]。次に，㋑当事者の契約締結の合意は抽象的でよいとし，継続雇用制度の創設行為（制度を定める就業規則等の周知）を使用者の契約締結の申込みとし，労働者の再雇用希望の意思表示を承諾とみて合意を認定するもの（本件第一審判決・大阪地判平22・9・30労判1019号49頁）や，（集団的な契約の申込み・承諾の意思を認定可能な）再雇用の労使慣行の存否を判断基準とするもの（宇宙航空研究開発機構事件・東京地判平19・8・8労判952号90頁〔要旨〕）がある。平成16年高年法改正前の判例もこの立場を採る[4]。次に㋒雇用継続への合理的期待や，就業規則に基づく再雇用契約締結権を理由に，再雇用拒否に解雇権濫用法理を類推適用して判断するものがあり，労働者

1）　裁判例（NTT西日本事件・大阪高判平21・11・27労判1004号112頁等），行政解釈（改正高年齢者雇用安定法Q&A（以下「Q&A」）の問1－3（http://www.mhlw.go.jp/general/seido/anteikyoku/kourei2/qa/）は私法的効力否定説を採る。学説では否定説（櫻庭涼子「高年齢者の雇用確保措置」労旬1641号（2007年）46頁等）・肯定説（西谷敏「労働法規の私法上の効力」法時80巻8号（2008年）80頁等）が存する。
2）　房南産業事件・横浜地判平23・10・20労経速2127号11頁等。
3）　東京海上火災保険・東京地判平8・3・27労判698号30頁。
4）　大栄交通事件・最判昭51・3・8労判245号24頁，教王護国寺（東寺）事件・京都地判平10・1・22労判748号138頁等。

の継続雇用への合理的期待保護を根拠に解雇権濫用法理を類推適用したフジタ事件・大阪地判平23・8・12労経速2121号3頁，就業規則を根拠に再雇用契約締結権を認め，不当な再雇用拒否を解雇権濫用法理の趣旨違反で無効とし，労働者の申込みによる再雇用契約成立を肯定する東京大学出版会事件・東京地判平22・8・26労判1013号15頁がある。本事件控訴審判決もこの類型に属するが，解雇権濫用法理の類推適用の根拠は特に示されていない。最後に，㊃継続雇用制度の選別基準ないし定年制を定めた就業規則の条項を高年法違反で無効として雇用契約継続を肯定するもの（京濱交通事件・横浜地裁川崎支判平22・2・5労判1002号5頁）がある（以上，雇用延長，再雇用後の有期労働契約の雇止めの事案は省略した）。裁判例は，労働条件（特に賃金）が推定すらできない場合は再雇用契約の成立を否定し，救済は認めないか，又は不法行為による損害賠償のみを認め（㋐），労働条件が一応合理的に推定できる場合，本件第一審判決のように再雇用契約の成立の合意を抽象的に認定するか（㋑），本件控訴審判決のように直接には合意を認定しないが，合理的期待の保護等を理由に解雇権濫用法理を類推適用する（㋒）という立場に分かれていたといえよう。

　学説では，前記㋐の場合について，定年前・後の労働契約の異質性に鑑み，労働条件に係る使用者の意思表示を契約成立に不可欠とする見解[5]，契約不成立の決定的要素とはならないとする見解[6]の対立があった。前記㋑については，本事件第一審判決の構成（就業規則等の周知を契約申込みと解する）を支持する見解[7]，実態等との乖離があるとの見解[8]があり，また高年法9条に基づく継続雇用制度の事案では（期間の短さ故に）労使慣行の成立が認め難いとの指摘があり[9]，これらの難点を克服する前記㋒の構成には，比較的多数の支持があった[10]。合理的期待を理由とする裁判例について，新たな合意としての定年後再雇用と反復更新

---

5) 中山慈夫「高年法と再雇用制度における労働契約の成否」渡辺章先生古稀記念『労働法が目指すべきもの』（信山社，2011年）37頁。
6) 岩出誠「判批」ジュリ1436号（2012年）119頁。
7) 櫻庭・前掲注1）53頁，川口美貴「判批」法時84巻5号（2012年）182頁。
8) 岩出・前掲注6）122頁。
9) 岩出・前掲注6）122頁。
10) 櫻庭・前掲注1）54頁，原昌登「高年法に基づく継続雇用制度をめぐる判例の整理とその課題」季労236号（2012年）113頁等。

を前提とする更新の合理的期待は峻別されるべきとの批判もあるが[11]、新契約への合理的期待は有期労働契約の更新の場合より強いとの反論がある[12]。また、上記㋐～㋓の裁判例とは異なる構成として、端的に継続雇用制度を定める就業規則等から労働契約の成立を認定可能だとする見解も存する[13]。なお前記㋓については、該当裁判例が高年法9条の私法上の効力を認めていると解される点でやや特異であり、判断内容の不明確性も指摘される[14]。

3　本判決の検討

(1) 雇用継続への合理的期待の保護

本判決は、再雇用後契約の内容が、一応合理的に推定できる事例について、上記㋒の理論による処理を採り、①就業規則等に平成24年改正前高年法9条1項2号に沿う継続雇用制度を導入し、かつ使用者に雇用されてきた者が当該制度の継続雇用基準を客観的に充足し、②（「継続雇用基準の不充足」以外の）再雇用拒否にやむを得ないものとみるべき特段の事情がない、という①②の要件を満たす場合、（①により）労働者に雇用継続への合理的期待がある一方、（②により）使用者の再雇用拒否が客観的に合理的な理由を欠き、社会通念上相当であると認められないことから、高年法の趣旨等により③労働者・使用者間に、契約終了後も当該継続雇用制度により再雇用されたのと同様の雇用関係が存続する状態（契約内容は当該継続雇用制度準拠）と認める、という理論を提示した。

本判決は、有期労働契約の雇止め法理を示した東芝柳町工場事件最高裁判決・日立メディコ事件最高裁判決を参照している。既に指摘のあるように、これは継続雇用制度における定年退職者の再雇用の拒否を、（労働契約法19条に実定法化される前の）判例法理としての雇止め法理における更新拒絶と類似性のあるものと捉えたものである[15]。その論理は、判決文から推測すると、労働者の合理的期待に反する（又は解雇であれば解雇権濫用法理で無効とされる事由による）雇

---

11) 岩出・前掲注6) 122頁、中山・前掲注5) 66-67頁。
12) 濱口桂一郎「判批」ジュリ1443号（2012年）116頁。
13) 水町勇一郎「判批」ジュリ1438号（2012年）110頁、川口・前掲注7) 185頁。
14) 池田悠「判批」ジュリ1417号（2011年）168頁等。
15) 三井正信「判批」TKCローライブラリー新判例解説Watch労働法53。

用終了の主張が客観的に合理的な理由を欠き，社会通念上不相当として否定された結果，（契約不更新の反実仮想として，若しくは民法629条の適用・類推適用（有期労働契約の場合）又は高年法の趣旨に鑑みて（定年後再雇用の場合[16]））契約更新を推定する，というものと思われる[17)・18)]。本判決は解雇権濫用法理の類推適用に直接言及しないが，上記の参照判例中に含まれており，本判決も「客観的に合理的な理由を欠き，社会通念上相当」な理由（労働者の合理的期待に反する「再雇用基準不充足」以外の，客観的に合理的理由）での再雇用拒否の余地を認める。これは事案の処理上も妥当である[19]。

本件のように契約内容が一応合理的に推定可能な場合，上記㋑㋒の処理がありうるが，上記㋑の集団的・抽象的意思表示の考え方（本件第一審判決）は，（古い判例の立場ではあるが）労働契約の人的性格に親和的でなく，不当でない再雇用拒否の場合の説明もやや困難に思われる。㋒の考え方（本件控訴審判決）を採り，契約前の段階で労働者に保護すべき合理的期待がある点から，雇止め法理と共通の論理で労働契約を認定する本判決の処理は，控訴審判決を理論面で補充しつつ，正当な再雇用拒否の余地を認めうる柔軟な解釈を可能とするものであり，妥当と解する。

なお，合理的期待の保護による雇用契約成立という法理の射程をどう画すべきかという問題もあるが，その検討は，他日を期したい[20]。

---

16) 契約成立根拠に高年法の趣旨を援用可能とみるものとして小西康之「判批」平成24年度重要判例解説（ジュリ1440号）（2013年）242頁。
17) 雇止め法理を，判例法理による一種の法定更新とみる見解として菅野和夫『労働法〔第10版〕』（有斐閣，2012年）229-230頁。
18) 判決文の表現は簡素であり，雇止め法理に係る異なる理解からの説明も可能である。雇止め法理について，学説では①特段の事情がなければ契約を更新するという明示又は黙示の意思の合致，②判例法理による一種の法定更新，③信義則による契約の補充的・修正的解釈という構成がある（水町勇一郎『パートタイム労働の法律政策』（有斐閣，1997年）11頁注19）。水町勇一郎「判批」ジュリ1451号（2013年）115頁は③の立場で，三井・前掲注15）は①に近い立場から本判決の雇止め法理の参照を解釈する。
19) 行政解釈も同様と解される（平成24・11・9厚生労働省告示第560号第2の2，Q&A（前掲注1））問1―1）。
20) この点に関する論考として，大内伸哉「雇用強制についての法理論的論考」菅野和夫先生古稀記念『労働法学の展望』（有斐閣，2013年）93頁。

(2) 雇用契約内容への合理的期待の保護

次に，成立した再雇用契約の内容が問題となる。本件は，就業規則の性格を有する規程により，一定の幅をもって労働条件が示されていた事案であるが，裁判所は合理的解釈により労働時間と賃金を認定した。重要な労働条件の具体的合意が契約成立に必要との見解もあるが（前記⑦），この程度の裁判所の合理的な解釈による補充・認定は可能とみてよく，妥当である[21]。

なお本判決の射程外に，再雇用後の労働条件が推定困難な場合の処理の問題が残る。有期労働契約への雇止め法理の適用の場合は「特段の事情がない限り契約更新される」という合理的期待があり，特段の事情のない限り，新旧の契約内容は同一と認定され（契約内容への合理的期待ないし民法629条の推定規定の援用，現在は労契法19条），不当な労働条件切下げへの不同意を理由とする雇止めは否定される[22]。これに対し定年退職後の再雇用拒否の場合，新旧の雇用契約は内容が異なることが多く，労働条件が個別合意で決まる場合は契約内容への合理的期待も確定困難である。現在のところ，不当に低劣な労働条件については，差別禁止等の強行規定の他，再雇用契約の性質により，労働契約法20条・短時間労働者法8条等の適用可能性があり，また，高齢者雇用促進の観点を含んだ労働契約法7条の合理性判断にも服するという見解を支持したい[23]。これに対し，労働条件が全く未定で合理的解釈でも認定できない場合や，継続雇用基準までも抽象的で不明確な場合には，期待権侵害の不法行為の問題として処理すべきであろう[24]。

---

21) 水町・前掲注18)「判批」115頁。
22) ドコモ・サービス事件・東京地判平22・3・30労判1010号51頁。
23) 濱口桂一郎「判批」ジュリ1428号（2011年）130頁，森戸英幸ほか「高年齢者雇用安定法改正の評価と高年齢者雇用のこれから」ジュリ1454号（2013年）20-21頁〔水町勇一郎発言〕，柳澤武「高年法の雇用確保措置をめぐる新たな法的課題」労研589号（2009年）72頁。Q&A（前掲注1））問1―9も事業主の合理的裁量範囲内で提示された労働条件への合意不成立による継続雇用拒否の高年法違反性を否定する。ただ，具体的労働条件の認定困難の問題は残る。この点，再雇用制度の賃金下限額を参照し不法行為の損害賠償額を算定した例として，鳥よし共栄事件・大阪地判平24・2・8労判ジャーナル3号22頁。
24) この点，労働契約法19条の類推適用により，合理的な労働条件での契約申込みを使用者が拒否できないという解釈の余地もあり得るかもしれない。

4　平成24年改正以後における判決の意義

　平成24年の高年法改正による継続雇用対象者の限定制度の廃止以後も，本判決の論理によれば，客観的に合理的な理由を備え社会通念上相当と認められる再雇用拒否は可能である。ただし，限定制度の廃止の副作用として，再雇用拒否の当否の判断は困難化し，結果の予測可能性はむしろ低下するように思われる。また使用者が継続雇用したくない労働者を，低劣な契約条件の提示等の手段で放逐する誘因が働くおそれ等も指摘されよう[25]。

　　　　　　　　　　　　　　　　　　　　　　　（とみなが　こういち）

---

[25]　池田悠「高年法上の雇用確保措置から見た労働者の多様化」荒木尚志ほか『雇用モデルの多様化と法解釈・法政策上の課題』（労働問題リサーチセンター，2012年）33頁。

国家公務員による政治的文書配布行為についての政治的行為制限違反の成否
——堀越事件・最二小判平24・12・7／
世田谷事件・最二小判平24・12・7——

川 田 琢 之

(筑波大学)

I　はじめに

　本稿で取り上げる堀越事件（最二小判平24・12・7判時2174号21頁）と世田谷事件（最二小判平24・12・7判時2174号32頁）はいずれも，政党の機関紙等の配布行為を行った国家公務員が，違法に政治的行為を行ったものとして国家公務員法違反の罪に問われた事件の最高裁判決である。

　国家公務員法及び人事院規則による国家公務員の政治的行為の制限をめぐっては，憲法19条，21条等によって保障される政治活動の自由，政治的意見表明の自由との関係で許容される制限なのかが問題となるところ，この点についての本件両判決に先立つ最高裁判決として猿払事件（最大判昭49・11・6刑集28巻9号393頁）が存在する。猿払事件は，郵便局員である国家公務員が勤務時間外に，その加入する職員団体が所属する地区労働組合評議会の決定にしたがって行った，特定の政党を支持する目的で同党の衆議院議員総選挙公認候補者の選挙用ポスターを掲示・配布した行為について，被告人を有罪としたものであるが，この判断は従来，同事件で問題となった人規11-7 6項13号の定めに文言上該当する行為を一律に禁止対象とすることを許容したものと捉えられてきたといえる。

　一方，本件両判決は，同日に同一の小法廷によってなされた，同一の判断枠組みによる判断であるが，そこでは，国公法102条1項及びその委任を受けた人事院規則で禁止される政治的行為とは，公務員の職務の遂行の政治的中立性

を損なうおそれが実質的に認められるものを指すとの解釈が示されており、このうち堀越事件では、結論としても、当該事件で問題となった行為については上述のおそれが認められないとして、被告人が無罪とされている。このような判断は、上述した猿払事件判決の一般的な理解と対比すると、禁止対象となる政治的行為の範囲を限定するものとして注目されるが、その一方で、本件両判決は、一見すると猿払事件とは異なる新規な枠組みによる判断を、猿払事件の判例を変更することなく行っていること等により、憲法判断のあり方、両判決が示す上記の解釈の法的性格（合憲的限定解釈の手法を採るものといえるか等）、両判決における判断枠組みの内容及び具体的判断のあり方等、様々な角度からの検討すべき点を有している。

本稿では、労働法学の立場からの視点として[1]、（国家）公務員の勤務関係上の規範である政治的行為禁止規定が公務員の活動に対して及ぼす制約に主として着目するという観点から、こうした諸点のうち、国家公務員法及び人事院規則の解釈としての本件両判決の判断枠組み及び、それぞれの事案に対する具体的判断のあり方について重点的に検討を加えることとしたい[2]。

Ⅱ 事　実

1　堀越事件

(1) 国家公務員である甲は、平成15年11月9日施行の衆議院議員総選挙に際し、A党を支持する目的をもって、同年10月から11月にかけて3度にわたり、同党の機関紙等を配布する行為を行い、これが、国家公務員法110条1項19号、102条1項、人事院規則14-7　6項7号、13号（同号中の政治的目的については5項3号）の各規定（「本件罰則規定」）に当たるとして起訴された。

---

1) 本件両判決に対する労働法学の立場からの検討としては、労旬1790号特集「国家公務員の政治的活動の制限」（2013年）、中山和久「国家公務員の政治活動制限合憲論の愚かしさ」労旬1791号（2013年）61頁以下がある。
2) 本稿ではこうした観点から、憲法判断に関わる問題については立ち入らず、この点については判旨の引用も大幅に省略している。また、猿払事件との関係については、同事件と堀越事件の事案を区別する後掲の判旨2(2)の内容及びこれと関連した問題に絞って言及する。

(2) 甲は本件当時，M社会保険事務所の国民年金業務課の相談室付係長として，年金に関する相談業務を担当していた。その業務は，法令やコンピューターからの情報に基づくものであって甲の裁量の余地はまったくないものであり，また，甲は，年金支給の可否や年金額変更の権限を有せず，保険料の徴収手続に関与することもなく，専門職として相談業務に従事するだけで人事や監督に関する権限も与えられていなかった。

(3) 甲は第一審判決において罰金10万円執行猶予２年の有罪判決を受けたが，控訴審判決は第一審判決を破棄し，甲を無罪とした。検察官が上告。

2　世田谷事件

(1) 厚生労働省大臣官房統計情報部社会統計課長補佐の職にある国家公務員である乙は，A党を支持する目的で平成17年９月10日に同党の機関紙を東京都世田谷区内の警察官職員住宅の集合郵便受けに配布する行為を行い，これが，国家公務員法110条１項19号，102条１項，人事院規則14-7　6項7号の各規定（「本件罰則規定」）に当たるとして起訴された。

(2) 乙は本件当時，庶務係等３つの係の担当として部下である各係職員を直接指揮するとともに，社会統計課に８名存在する課長補佐の筆頭課長補佐として課内の総合調整を行う立場にあった。また，乙は国家公務員法108条の2　3項但書所定の管理職員等に当たる職員であった。

(3) 乙は第一審判決において罰金10万円の有罪判決を受け，同判決は控訴審においても維持された。乙が上告。

Ⅲ　判　旨　（両事件ともに上告棄却）

1　両事件に共通の判断枠組み[3]

(1) (a)「〔国家公務員〕法102条１項の文言，趣旨，目的や規制される政治

---

[3] 厳密には，問題とされる人事院規則及び憲法の規定が両事件で若干異なっており，この点で引用部分の両判決の文面は全く同一ではないが，内容的には同一の判断がなされているといえる。文面が相違する部分について，本文の記述は堀越事件に依拠している。

活動の自由の重要性に加え,同項の規定が刑罰法規の構成要件となることを考慮すると,同項にいう「政治的行為」とは,公務員の職務の遂行の政治的中立性を損なうおそれが観念的なものにとどまらず,現実的に起こり得るものとして実質的に認められるものを指し,……その委任に基づいて定められた〔人規14-7〕も,……公務員の職務の遂行の政治的中立性を損なうおそれが実質的に認められる行為の類型を規定したものと解すべきである。」

(b) 「本件罰則規定に係る〔人規14-7〕6項7号,13号(5項3号)については,同号が定める行為類型に文言上該当する行為であって,公務員の職務遂行の政治的中立性を損なうおそれが実質的に認められるものを同号の禁止の対象となる政治的行為と規定したものと解するのが相当である。このような行為は,それが一公務員のものであっても,行政の組織的な運営の性質等に鑑みると,当該公務員の職務権限の行使ないし指揮命令や指揮監督等を通じてその属する行政組織の職務の遂行や組織の運営に影響が及び,行政の中立的運営に影響を及ぼすものというべきであり,また,こうした影響は勤務外の行為であっても,事情によってはその政治的傾向が職務内容に現れる蓋然性が高まることなどによって生じ得るものというべきである。」

(c) 「公務員の職務の遂行の政治的中立性を損なうおそれが実質的に認められるかどうか〔について,〕具体的には,当該公務員につき,指揮命令や指導監督等を通じて他の職員の職務の遂行に一定の影響を及ぼし得る地位(管理職的地位)の有無,職務の内容や権限における裁量の有無,当該行為につき,勤務時間の内外,国ないし職場の施設の利用の有無,公務員の地位の利用の有無,公務員により組織される団体の活動としての性格の有無,公務員による行為と直接認識され得る態様の有無,行政の中立的運営と直接相反する目的や内容の有無等が考慮の対象となるものと解される。」

(2) 上記の解釈の下では,「本件罰則規定は憲法21条1項,31条に違反するものではない」。

2 堀越事件の具体的判断

(1) 「本件配布行為は,管理職的地位になく,その職務の内容や権限に裁量

の余地のない公務員によって，職務と全く無関係に，公務員により組織される団体の活動としての性格もなく行われたものであり，公務員による行為と認識し得る態様で行われたものでもないから，公務員の職務の遂行の政治的中立性を損なうおそれが実質的に認められるものとはいえない。そうすると，本件配布行為は本件罰則規定の構成要件に該当しないというべきである。」

(2) 〔検察官の判例違反の主張に対し，〕「所論引用の判例〔注：猿払事件〕の事案は，特定の地区の労働組合協議会事務局長である郵便局職員が，同労働組合協議会の決定に従って選挙用ポスターの掲示や配布をしたというものであるところ，これは，上記労働組合協議会の構成員である職員団体の活動の一環として行われ，公務員により組織される団体の活動としての性質を有するものであり，勤務時間外の行為であっても，その行為の態様からみて当該地区において公務員が特定の政党の候補者を国政選挙において積極的に支援する行為であることが一般人に容易に認識され得るようなものであった。これらの事情によれば，当該公務員が管理職的地位になく，その職務の内容や権限に裁量の余地がなく，当該行為が勤務時間外に，国ないし職場の施設を利用せず，公務員の地位を利用することなく行われたことなどの事情を考慮しても，公務員の職務の遂行の政治的中立性を損なうおそれが実質的に認められるものであったということができ，行政の中立的運営の確保とこれに対する国民の信頼に影響を及ぼすものであった。

したがって，上記判例は，このような文書の掲示又は配布の事案についてのものであり，判例違反の主張は，事案を異にする判例を引用するものであって，本件に適切ではな」い。

3 世田谷事件の具体的判断

「〔事実2(2)〕のような地位及び職務の内容や権限を担っていた乙が政党機関紙の配布という特定の政党を積極的に支持する行動を行うことについては，それが勤務外のものであったとしても，国民全体の奉仕者として政治的に中立な姿勢を特に堅持すべき立場にある管理職的地位の公務員が殊更にこのような一定の政治的傾向を顕著に示す行動に出ているのであるから，当該公務員による

裁量権を伴う職務権限の行使の過程の様々な場面でその政治的傾向が職務内容に現れる蓋然性が高まり，その指揮命令や指導監督を通じてその部下等の職務の遂行や組織の運営にもその傾向に沿った影響を及ぼすことになりかねない。したがって，これらによって，当該公務員及びその属する組織の職務の遂行の政治的中立性が損なわれるおそれが実質的に生ずるものということができる。

そうすると，本件配布行為が，勤務時間外である休日に，国ないし職場の施設を利用せずに，それ自体は公務員としての地位を利用することなく行われたものであること，公務員により組織される団体の活動としての性格を有しないこと，公務員であることを明らかにすることなく，無言で郵便受けに文書を配布したにとどまるものであって，公務員による行為と認識し得る態様ではなかったことなどの事情を考慮しても，本件配布行為には，公務員の職務の遂行の政治的中立性を損なうおそれが実質的に認められ」る。

〔なお，両判決には千葉勝美裁判官の補足意見が，世田谷事件には須藤正彦裁判官の反対意見がそれぞれ付されている。〕

IV 検　　　討

1 判断枠組みについて

本件両判決の判断枠組み（判旨1）の骨格をなすのは，国家公務員法102条1項及び，その委任を受けた人規11-7は，公務員の職務の遂行の政治的中立性を損なうおそれが具体的に存在する行為を禁止するものであり（判旨1(1)(a)），人規11-7　6項7号，13号による禁止の対象となるのは，これらの規定が定める行為類型に文言上該当し，かつ上記のおそれが具体的に存在すると認められる行為である（同(b)）という国公法及び人事院規則の解釈である。

公務員の政治的行為規制に関する従来の学説においては，猿払事件判決を，人規11-7　6項13号に文言上該当する行為に対する一律の規制を許容するものと捉えることを前提として，この点を批判し，公務員の地位や行為態様等の具体的な事案を勘案して当該行為が行政の中立性を損なうものであるかをより実質的に検討すべきとの考え方が有力であったといえる。本件両判決は，基本的

な方向性としては，こうした学説と軌を一にするものということができる。

その一方で，本件両判決は，上記の解釈の下で禁止の対象となる政治的行為の範囲について，「公務員の職務の遂行の政治的中立性を損なうおそれが実質的に認められる行為」(圏点付加)と表現しており，このような行為が人規11-7 6条7号，13号による禁止対象となることの理由付けの部分(判旨1(1)(b)後段)と併せて読むと，政治的行為がもたらす弊害について，公務員が政治的行為を行うことによって，その職務の遂行が政治的中立性を損なう形で行われるという点にもっぱら着目した捉え方をしているように思われる。

この点を含め，上記の解釈の具体的意義や，政治的行為規制の必要性と，公務員の政治活動，政治的意見表明の自由の保障との調和を図る手法としてのその妥当性の詳細な検討は，本件事案の具体的判断を踏まえて行うことが適当だと思われるので，この先の検討は次項に委ねることとしたい。

2 具体的判断について

(1) 本件両判決は，判旨1(1)(c)において，公務員の職務の遂行の政治的中立性を損なうおそれの有無を判断する具体的な考慮要素を提示した上で，判旨2，3においてこれに沿った形でそれぞれの事件についての具体的な判断を行っている。両判決の判断を比較すると，各考慮要素ごとの事案と評価には共通する部分も多い一方，世田谷事件における乙は職務遂行上の裁量を有する管理職的地位にあるという点が堀越事件の事案と異なっており，この点についての評価が決定的に影響する形で両判決の結論が分かれているといえる。

また，堀越事件においては，猿払事件との事案の相違に言及する判断がなされている(判旨2(2))が，ここでは，猿払事件において問題とされた行為が公務員により組織される団体の活動としての性質を有するという点に主として依拠した形で，当該行為は公務員による特定の政党の候補者の支援行為であるこ

---

4) 労働法学の立場からの学説としては，西谷敏「労働時間外の政治活動禁止の根拠と限界」法律時報編集部編『新たな監視社会と市民的自由の現在』(日本評論社，2006年)236-239頁，宇賀克也=大橋洋一=髙橋滋編『対話で学ぶ行政法』(有斐閣，2003年)269頁〔川田琢之発言〕等。

とが一般人に容易に認識され得るものであったとの評価がなされている点が，両判決の結論を分ける要因になっているといえる。

(2) 以下では，こうした判断について，3つの点に着目し，検討を加えたい。

(a) 第1点として，本件両判決の具体的判断は，諸要素の総合判断という形をとりつつも，個々の事案の事実関係に則して公務員の職務の遂行の中立性が損なわれるおそれの有無を個別的・具体的に判断するというよりは，「管理職的地位」「公務員により組織される団体の活動としての性質」等の事案の類型に着目した形で考慮要素の当てはめを行う判断になっているように思われる。[5]

国公法，人事院規則における政治的行為禁止規定は刑事罰の構成要件でもあることや，行為規範としての機能が重要であると考えられることからすれば，禁止される政治的行為とそれ以外を区別する基準はできるだけ客観的な明確性を持つことが望ましいといえるので，このような類型的な判断を行うことは——類型化が適切に行われることを前提として——支持されてよいと考える。

(b) 第2点として，評者としては，世田谷事件の具体的判断における理由付け（判旨3）は，必ずしも十分な説得力を持つものでないように思われる。[6]

評者は，事実認識として，同判旨（及びその前提である判旨1(1)(b)）がいうような，人規11-7 6項7号，13号に該当する文書等の配布を行った公務員の職務遂行が政治的中立性を欠いたものとなる可能性が，その規制を正当化するに足るだけの具体性をもって存在するといえるかにつき疑問であり，ひいては，政治的行為の弊害をもっぱら行為者の職務遂行の政治的中立性が損なわれる点に求めることの妥当性にも疑問を感じる。このような行為の規制の是非は，その弊害を，行為者の職務遂行が中立性を欠くおそれだけでなく，行政の中立性に対する信用が職場の内外で損なわれるおそれなども含めて多角的に考慮する枠組みの下で検討する方が，禁止対象とそれ以外の区別や前者に対する説得的な理由付けをより適切に行うことができると考える。そしてこのことを前提に，管理職的立場にある公務員の政治的行為規制のあり方については，本件両判決

---

5) この点については，蟻川恒正「国公法二事件最高裁判決を読む」法セミ697号（2013年）30頁も参照。
6) 堀越事件の判断には，評者として特に異論はない。

で問題とされる勤務時間外,職場外での政治的行為は,勤務時間内,職場内における政治的中立性確保のための服務規律を徹底しつつ,可能な限り許容されることが,行政の中立性確保の要請と公務員の政治活動,政治的意見表明の自由の調和のあり方として望ましいとの考え方に基づき,こうした服務規律を徹底すべき立場にある者という観点から,どこまでの規制が必要とされるかを慎重に吟味する判断をすることが適切だと考える。

(c) 第3点として,判旨2(2)のように堀越事件と猿払事件を整合的なものと捉える場合,両事件の事案の相違点となっている,公務員によって組織される団体——典型的に想定されるのは労働組合(職員団体)だといえる——の活動としての性格の有無という点が,政治的行為の禁止の是非を判断する際の考慮要素として過度に重視されることが懸念される。

この点については,政治活動は労働組合の正当な目的に含まれる活動であることや,政治活動の場面における労働組合の統制権は,個々の組合員に対する具体的な行為の強制には及ばないと考えられていることについて十分な考慮が払われるべきである。このことを考慮すると,労働組合(職員団体)としての活動であることを単一の事案類型と捉えて一律に政治的行為の規制を許容する方向で考慮するような考え方は適切でなく,より細分化した類型化の下で規制対象となるべき事案とそれ以外を選別する姿勢が必要と考える。

(かわた　たくゆき)

〈追　悼〉

久保敬治先生から教わったこと

大阪大学教授　小嶌　典明

I　はじめに——法学者というよりは社会生態学者

　大正 9 年（1920年）8 月15日，神戸市に生まれる。平成24年（2012年）12月 9 日，生誕の地にて逝去。享年92。日本労働法学会の創立メンバーが，また一人，幽冥境を異にすることとなった。久保敬治先生がその一人にほかならないが，労働法学会の創立自体が占領期のこと（昭和25年10月）であり，小生を含む会員の多くは当時この世に存在すらしていない。

　『ドイツ経営参加制度』（昭和31年）を始めとして，『ドイツ労働法の展開過程』（昭和35年），『労働法要説』（昭和37年，昭和41年〔改訂版〕），『労使間の交渉手続』（昭和39年），『団体交渉制の研究』（昭和41年），『ドイツ労働法論』（昭和45年），『労働法』（昭和45年〔初版〕～昭和62年〔第 5 版〕），『労働協約の法理論』（昭和53年），『ある法学者の人生—フーゴ・ジンツハイマー』（昭和61年），『労働協約法の研究』（平成 7 年），Hugo Sinzheimer: Vater des deutschen Arbeitsrechts, Eine Biographie, Herausgegeben Von Peter Hanau（平成 7 年），『フーゴ・ジンツハイマーとドイツ労働法』（平成10年），『新版　ある法学者の人生—フーゴ・ジンツハイマー』（平成13年）と，このように単著に限っても10冊を超える著書を，久保先生は公刊されている。このリストからもわかるように，労働協約とフーゴ・ジンツハイマーの研究に，久保先生は生涯を捧げられたといってよい。

　『労働協約の法理論』や『労働協約法の研究』に収録された「労働協約法理の再構成の方向」（初出：神戸法学雑誌17巻 3 号〔昭和42年12月〕45頁）は，これまで何度読み返したかわからないし，『ある法学者の人生—フーゴ・ジンツハイマー』に始まるジンツハイマー研究には，ただただ圧倒されるだけであった。学者・研究者としては，そもそもスケールが違う。そうした巨人が常に目の前にいた。

　「理論は現実に従う」。主著『マネジメント』にこう記したピーター・F・ドラッカー（1909-2005）について，久保先生が語ることはなかった（少なくともその記憶はない）もの

追 悼

の，先生ほど，この言葉に忠実であった人間を小生は知らない。

「分析することではなく，見ることに基礎を置く。知覚することに基礎を置く」ものとして，社会生態学を定義した上で，自らを経済学者でも経営学者でもなく，社会生態学者であると規定したドラッカーになぞらえていえば，久保先生もまた，狭い意味での法学者ではなかった。「社会生態学者は，自分の仕事を理解しやすいものにする責任を」もち，「衒学的であってはならない。社会生態学においては，衒学的であるということは学識があることとは相容れない。むしろ，それは敵である。難解でなければ科学でなく，尊敬に値しないなどといううぬぼれは，高慢な非啓蒙主義である」とも，ドラッカーはいう（以上，引用は，ドラッカー「ある社会生態学者の回想」（上田惇生ほか訳『すでに起こった未来』（平成6年，原著は1993年刊）に終章として収録）による）。そして，ここに記された「社会生態学者」としてのあるべき姿勢を終生身をもって示されたのも，久保先生であった。

II　2つの授業——ロースクールでは期待できない講義

「ノートを取るな」。久保先生は，授業の冒頭でこのようにいわれた。ただ，その深い意味が20歳になったばかりの世間知らずの学生にわかるわけがない。こうして教師の目を盗んで？作成されたノートが今，手許にある。

昭和47年10月19日（木）。昭和47年度の後期に開講された「労働法」の授業（4単位）は，この日にスタートした。使用されたテキストは，先に言及した『労働法』の初版。既にその年の4月には新版が出版されていたものの，なぜか初版で学ぶことになる。ちなみに，定価は800円。星一つの岩波文庫がまだ50円で買えた時代であった。なお，「労働法」とはいっても，その対象は現在と違い，労働組合の法に限られていた。下井隆史先生が担当された「労働基準法」（2単位）を受講したのは，その翌年のことである。

同日，久保先生からは，次のような指示が学生に与えられる。①組合規約・労働協約・就業規則を集めて読む，②旧労組法を写す，③公労法4条3項と，地公労法5条3項について調べる，④教科書の第2編「集団的労働法」のうち第1章「労働組合の組織と運営」を少なくとも読んでおく，⑤条文に十分目を通す，の5点がそれである。

なかでも，①の指示は，「紹介状は書かないから，各自で労働組合に行って集めてくるように」という，突き放した内容のものであり，かなり面食らったことを今でも覚えている。「組合に行け」といわれても，どこにどう行けばよいのか，それすらもわからない。電話帳を唯一の頼りに，ともかく労働組合なるものを訪ねるしか，方法はなかった。

ただ，こうして収集した関西電力労組の3冊の「組合員手帖」（No.1：関電労組綱領，規

約，規則，規程編／No.2：労働協約・労働協約逐条解明編／No.4：諸協定・覚書・確認事項・安全衛生対策委員会規則編）は，現在も本棚の一角を占めている。「就業規則は機密文書であり，外部の人間にはみせられない」。最小限の広さとはとても思えない組合事務所で，そんな話も聞いた。そのときの印象があまりにも強烈であったためか，就業規則をどのようにして入手したのかはまったく思い出せないものの，川崎重工業株式会社の「就業規則」（昭和42年2月1日施行）については，その一部を抜き書きしたメモが残っている。「禁錮以上の刑に処せられたとき」。懲戒解雇の事由について定めた同規則の118条は9号でこう規定していたが，学校教育法9条2号にもあるこの「欠格事由」を就業規則にどう落とし込むのか。そうした問題に自身が頭を悩ませたのは，それから30年以上も先のことであった。

　コピー機など，まだ普及していない時代。②の「旧労組法を写す」とは文字どおり，これを書き写すことを意味していた。労働協約の期間に関する定めが昭和24年の現行労組法と昭和27年の同法改正によって，いかなる目的のもとで，どのような変遷をとげたのか。その詳細な説明も，講義（昭和48年1月25日）では拝聴することになる。さらに，③については，若干の説明を必要としよう。当時，公労法（公共企業体等労働関係法）4条にも，地公労法（地方公営企業労働関係法）5条にも，既に3項は存在しなかったからである。

　「公共企業体等の職員でなければ，その公共企業体等の職員の組合の組合員又はその役員となることができない」。あるいは「職員でなければ，職員の労働組合の組合員又は役員となることができない」。昭和40年の法改正（同年8月15日施行）に至るまで，公労法4条3項および地公労法5条3項は，それぞれこのように規定していた。これを逆締付条項という。

　昭和32年の春闘では，国労や機労（動労の前身）が勤務時間内に食い込む職場集会（違法スト）を波状的に強行し，本部三役や主要地本の委員長が懲戒免職となる。にもかかわらず，国労や機労は臨時大会を開いて免職された役員を再選。これに公労法4条3項を拠り所として，国鉄当局が団交拒否の手段をもって対抗（役員選出のやり直しを要求）し，このことがILO87号条約の批准をめぐる問題に発展する。講義では，このような説明が全逓の宝樹委員長等，無知な学生でもその名前くらいは見聞きしたことのある組合役員の実名を交え，合計3回（昭和47年10月26日，同月30日，11月2日）にわたって続く。昨今の法学部やロースクールではおよそ期待できない授業であったが，抽象論に堕した無味乾燥な講義はしない。これこそが久保流であった。

　物事には裏表があり，逆締付がわかってこそ，本来の締付つまりショップ制の意味が理解できる。そうした久保先生の信念が終生変わらなかったことは，逆締付条項が姿を消して久しい平成5年に著された，浜田冨士郎先生との共著『労働法』にも，その記述

が存在することによく表れている。「逆締付条項は，以前は民間でも多くみられたが，企業別組合である労働組合自身が組合規約で組合員を従業員に限定したことにより，その必要がなくなった」。裏にはまた，その裏がある。いわれてみれば，当たり前のことであっても，いわれるまではそのことに気づかない。そのような教科書には書かれていない「目から鱗」の話まで，実際の授業（昭和47年10月30日）では聴くことができた。

テキストの分量としては，全体の6分の1程度を占めるにすぎないものの，授業時間の半分以上（昭和47年10月19日～12月4日）は，④にある「労働組合の組織と運営」の説明に費やされた。実在する労働組合を抜きにした団体交渉や労働協約に関する議論には，およそ意味がない。ノートを今読み返しても，そうした久保先生の信念ともいうべき思いがひしひしと伝わってくる。

神戸船員地方労働委員会の公益委員を長く（昭和36年11月～39年2月，昭和41年4月～54年8月）務められたこともあって，久保先生は，全日海と4船主団体との労働協約についても，授業のなかでしばしば言及された。例えば，船長の組合加入問題については，「労働協約自身は，船長の組合への加入・不加入について規定せず，『組合に加入しない船長については，船主が組合費を徴収して組合に納入する』旨を定めるにとどめた」。そして，「このような協約の締結は，フリー・ライダー問題に対する労使間の妥協策，エイジェンシー・ショップの一種として行われた」とノートにはある。今でこそ，その意味は何とか理解できるが，学生にとっては多少高級にすぎる。そんな感さえしないではない。

エイジェンシー・ショップの対象を船長以外の船員にまで事実上拡げ，これを組合財政の基盤としたことに，全日海がその後衰退の道を歩むことになった理由があるのではないか。小生が後にいだいた疑問はこの点にあったが，このことを久保先生にお尋ねする機会はついに訪れなかった。

「六法を持たずに授業に出るのは，○○○○で授業に臨むのに等しい」。今であれば，セクハラで一発アウトになりそうな発言も，初回の授業ではあったが，当時は幸いなことに，セクシュアル・ハラスメントなどといった小難しい概念はなく，女子学生も数えるほど（1学年160名の法学部生のうち10名）しかいなかったし，こんなことで動じるような学生も皆無であった。ただ，⑤に反して，授業中に条文を読むよう指示された記憶はほとんどない。期末試験（神戸大学法学部：昭和48年2月19日施行）の問題も，以下にみるように，通常の「労働法」の試験問題とは大きく異なるものであった。久保流は，終始ぶれることなく，試験問題まで一貫していたのである。

一．いわゆる争議条項のうちに規定さるべき諸事項を具体的に列挙したのち，そのうちの若干の規定を対象とし，労働法上問題となりうべき諸点に言及せよ。

二．つぎの事項について記述せよ。
(1) エイジェンシー・ショップ制　(2) 地区同盟
(3) ローカル・ユニオン　　　　(4) ILO結社の自由委員会

　以来，三十数年を経た平成21年4月18日（土），久保先生は，ご自身最後の授業とされる講義：中央大学通信教育学部学生会大阪支部学習会「労働法」に臨まれることになる。先生，ときに88歳（米寿）。CDに録音された講義は，最後まで途切れることなく，実に2時間近くに及んだ。
　科目名には「労働法」とあるものの，法律の話をするつもりは端からない。「労組の組織，活動の国際比較」。レジュメにも堂々とこう書かれていた。日米欧の労働組合がどう違うのか。組合数や一組合当たりの組合員数を比べれば，その違いは明らか（一組合当たり平均370人などという労働組合は，その数が2桁ないし3桁違う欧米からみると，想像を絶する）という話に，講義の前半は費やされた。ともすれば忘れがちな単純な事実に，物事の本質はある。小生を含め，このことを改めて自覚した「学生」は少なくなかったに違いない。
　地名，会社名そして組合名。これを徹底して頭に叩き込むのが久保先生一流の講義スタイルであったが，この授業でも，それは変わらなかった。サービス精神の旺盛な先生の話題は，大学の分類にまで及ぶ。そして，最後はドイツの主要労組の定期大会の話（以下は，レジュメからの抜粋）で終わる。
　「1964年9月のドイツ炭鉱労組のWiesbaden大会，1978年10月のドイツ食品労組のMannheim大会，同じ年月のドイツ繊維労組のMannheim大会に，いずれも外国賓客として招待を受け，ほぼ1週間にわたって楽しい時間を持ったのであるが，ドイツの主要労組の定期大会は連邦首相が出席し，長時間にわたった実のある演説をするのが慣例となっている。上述の1964年炭鉱労組のWiesbaden大会にはLudwig Erhard首相が，1978年食品労組，繊維労組の各Mannheim大会にはHelmut Schmidt首相がそれぞれ行った演説の要旨は私の脳裏にいまだ残っている。特にHelmut Schmidt首相の歯切れの良い大会スピーチはドイツ語で言えば"klare Aussprache"というべきものであった。現在のAngela Merkelはドイツの歴史上初めての女性連邦首相であるが，例外的ではない。ナショナルセンターDGBの大会，更には［サービス労組］Ver.di大会でも彼女はスピーチを行っている」。
　思うに，久保先生は，ドイツの労働組合に恋をしていたのではないか。天国からみた組合大会はどうであったのか。いずれ，その話を伺いたいと思う。

　　　　　　　　　　　　　　　　　　　　　　　　　（こじま　のりあき）

日本学術会議報告

浅倉　むつ子

（日本学術会議会員，早稲田大学）

1　第164回総会とその後

日本学術会議の第164回総会が，2013年4月2日～4日にかけて行われた。2日目には，2008年にノーベル物理学賞を受賞された益川敏英先生による「現代社会と科学」という特別講演が行われた。

総会では，この間の活動報告と今後の方針について，議論が行われた。その中からいくつかのことをピックアップしてご報告する。

第一に，東日本大震災関連の活動についてである。日本学術会議が「東日本大震災復興支援委員会」の下に6つの分科会を設け，会期末に向けて提言の準備をしていることは，前回も報告した。その後，幹事会付置委員会として，新たに「原子力利用の将来像についての検討委員会」が発足し，その下に，「原子力学の将来検討分科会」と「原子力発電の将来検討分科会」の2分科会が設けられた。164回総会当時は，政権交代直後であったため，新たな原子力利用の方針が示されておらず，日本学術会議は，政府に対して，原子力委員会の抜本的見直し，原子力の平和利用，核廃棄物の超長期的な安全管理，議論の公開性や透明性に関わる議論が行われることを強く期待するとの見解を，折にふれて届けてきた。

その後，分科会レベルも含めて大震災に関わる以下の提言が，次々に公表されてきている。①東日本大震災に係る学術調査検討委員会「提言　東日本大震災に係る学術調査──課題と今後について──」(2013年3月28日)，②社会学委員会社会福祉学分科会「提言　災害に対する社会福祉の役割──東日本大震災への対応を含めて──」(2013年5月2日)，③社会学委員会東日本大震災の被害構造と日本社会の再建の道を探る分科会「提言　原発災害からの回復と復興のために必要な課題と取り組み態勢についての提言」(2013年6月27日)。

第二は，2013年1月，日本学術会議が「科学者の行動規範」の改訂版を出したことである。今期，「日本学術会議改革検証委員会」（幹事会付置委員会）の下に設置された「学術と社会及び政府との関係改革検証分科会」が中心となって，「行動規範」の改訂を実現した。学術会議は2006年に「科学者の行動規範」を策定したが，その後，研究活動における不正行為等が相次いで発生したことなども受けて，この改訂

が行われたのである。改訂版では，学術研究が破壊的な目的に悪用されるケースがあることなどをふまえて，学術研究の持つ両義性を認識し，社会に許容される適切な方法で研究や発表を行うことが科学者に求められている，と明記された。また，研究費の不正使用や虚偽の研究成果発表などにより科学者への不信感が生まれている現状をふまえて，一層強く不正行為の根絶に取り組むことを強調している。さらに改訂版は，科学者の社会的貢献・社会的責任に関わる条項を新たに設けて，東日本大震災を契機に科学者の責任問題がクローズアップされたことにも関連して，科学的知見が政策形成の唯一の判断根拠ではないこと，科学者コミュニティの助言とは異なる政策決定がなされた場合には，必要に応じて政策立案・決定者に社会への説明を要請する，としている。

第三は，科学研究の基盤を強化するために，日本学術会議として優先度の高い大型研究施設や大規模研究計画のあり方について一定の指針を示すこととし，2012年12月にまとめた「大型施設計画・大規模研究計画に関するマスタープラン策定の方針」を具体化する作業に着手した。これについては，2014年春を目途に，マスタープラン2014を策定する作業が開始されている。

2　第1部会，法学委員会，各分科会の活動について

第1部会が2012年夏に，京都大学において実施した公開シンポジウム「東日本大震災復興の道筋と今後の日本社会」の記録が，2013年2月号の「学術の動向」に公表された。第1部会は，「東日本大震災復興支援委員会」の提言づくりに協力すると同時に，第1部独自の取組としても，「福島原発災害後の科学と日本社会のあり方を考える分科会」を設けて，「社会のための科学」として，反省すべき点や責任を担える制度のあり方について，検討を重ねてきた。2013年7月13日にも，第1部拡大役員会と上記分科会が合同で，福島において，被災体験者との意見交流会や被災地の現地視察を実施しつつ，提言と報告書の作成に向け，議論する予定である。

また，学士課程教育の質保証の取組に関しては，すでに「経営学」「言語・文学」「法学」分野で，「参照基準」報告書が公表されている。第1部の社会学委員会「複合ジェンダー分科会」，社会学委員会「ジェンダー研究分科会」，史学委員会「歴史学とジェンダーに関する分科会」，法学委員会「ジェンダー法分科会」は，4分科会の連名で，「大学教育の質保証検討委員会」に対して，「大学教育へのジェンダー視点の導入に関する要望書」を，2012年5月15日づけで提出した。

「大型研究」のマスタープランについては，第1部会でも，10分野別委員会の11分野（心理学と教育学は別分野として扱う）のすべてにおいて「日本の展望」に基づいて「学術研究領域」を定め，それぞれ数件の「大型研究計画」を作成する予定であ

り，第1部付置委員会として「大型研究計画検討推進委員会」を設けた。大型研究計画の作成は，第1部会の活動の主軸になることが予定されている。

　さて，法学委員会の下に設けられている10分科会が関与した公開シンポジウムも，それぞれに重要な議論をしている。2013年7月6日には，公開シンポジウム「親密圏と家族」が，「学術法制」分科会と基礎法学系学会連合の主催で行われた。また，2012年10月の公開シンポジウム「雇用崩壊とジェンダー」の記録は，2013年5月号の「学術の動向」に掲載された。2013年2月の「災害復興とジェンダー」，同年6月の「教養教育は何の役に立つのか？　ジェンダー視点からの問いかけ」も，学術会議講堂において実施され，盛況であった。

（あさくら　むつこ）
（2013年7月9日記）

◆日本労働法学会第125回大会記事◆

　日本労働法学会第125回大会は，2013年5月19日（日），鹿児島大学において，個別報告，特別講演，ミニシンポジウムの三部構成で開催された。(以下，敬称略)

一　個別報告
〈第一会場〉
テーマ：「ハラスメントからの『人格的利益』保護――イギリスにおけるハラスメントからの保護法を素材として――」
報告者：滝原啓允（中央大学大学院）
司　会：山田省三（中央大学）
テーマ：「イギリスにおけるハラスメントの法理――差別禁止法制における発展を中心に――」
報告者：内藤忍（労働政策研究・研修機構）
司　会：島田陽一（早稲田大学）
〈第二会場〉
テーマ：「企業組織再編と労働関係の帰趨――ドイツ法における実体規制・手続規制の分析――」
報告者：成田史子（弘前大学）
司　会：荒木尚志（東京大学）
テーマ：「平等な賃金支払いの法理――ドイツにおける労働法上の平等取扱い原則を手掛かりとして――」
報告者：島田裕子（京都大学）
司　会：村中孝史（京都大学）

二　特別講演
テーマ：「私の研究遍歴――労働者の人格権をめぐって――」
報告者：角田邦重（中央大学名誉教授）

三　ミニ・シンポジウム
〈第一会場〉
「職場のメンタルヘルスと法」

司　会：鎌田耕一（東洋大学）
報告者：水島郁子（大阪大学）
　　　　坂井岳夫（同志社大学）
　　　　三柴丈典（近畿大学）

〈第二会場〉
「公務における『自律的労使関係制度』の確立の意義と課題」
司　会：根本到（大阪市立大学）
報告者：清水敏（早稲田大学）
　　　　岡田俊宏（弁護士）
　　　　下井康史（筑波大学）

〈第三会場〉
「貧困と生活保障――労働法と社会保障法の新たな連携――」
司　会：石田眞（早稲田大学）
報告者：宮本太郎（中央大学）
　　　　島田陽一（早稲田大学）
　　　　菊池馨実（早稲田大学）
コメンテーター：野田進（九州大学）
　　　　　　　　丸谷浩介（佐賀大学）

　四　総　会
1　和田肇代表理事より，代表理事就任の挨拶がなされた。

2　2012年度決算・2013年度予算について
(1)　2012年度決算について，荒木尚志事務局長より報告がなされた。また，水島郁子監事より監査済みである旨が報告された。以上を受けて，総会において，同決算が承認された。
(2)　2013年度予算案について，荒木尚志事務局長より報告がなされた。特に，事務局移転に伴い事務局備品の一部の保管を大学生協学会支援センターに委託することを想定して，2012年度の決算額を上回る輸送費を計上していること，事務局業務委託費に関しては，基本業務に関する委託費用および事務局備品の保管費用を計上していること，第123回前日理事会決定に基づき学会奨励賞副賞を新たな費目として設けたこと，第124回前日理事会決定に基づき保育費用補助を新たな費目として設けたことについて，説明がなされた。以上を受けて，総会において，2013年度予算が承認された。

3 第126回大会およびそれ以降の大会について

鎌田耕一企画委員長より,今後の大会予定に関し,以下の通り報告がなされた。

◆第126回大会について◆
 (1) 期日：2013年10月20日（日）
 (2) 会場：一橋大学 国立キャンパス（社会保障法学会とは別会場）
 (3) 大シンポジウム
　　統一テーマ：「債権法改正と労働法」
　　司　会：石田眞（早稲田大学），野田進（九州大学）
　　報告者：野田進（九州大学）「総論」
　　　　　　武井寛（甲南大学）「民法における雇用の検討」
　　　　　　野川忍（明治大学）「就業規則法理・契約内容変更法理」
　　　　　　新屋敷恵美子（山口大学）「労働契約の成立と展開」
　　　　　　根本到（大阪市立大学）「危険負担と役務提供契約」
　　　　なお,報告順序は未定であり,タイトルは仮題である。
　　コメンテーター：大村敦志（東京大学）

◆第127回大会について◆
 (1) 期日：2014年5月25日（日）
 (2) 会場：大阪大学（社会保障法学会と同一会場）
 (3) 個別報告について
　個別報告につき,エントリー希望があれば,日本労働法学会ホームページに掲載している申込書に記入のうえ,次回企画委員会の前日（2013年8月1日（木））までにお送りいただきたい。
 (4) 特別講演について
報告者：渡辺章会員（労委協会・筑波大学名誉教授）
テーマ：未定
 (5) ミニシンポジウムについて
　次の3つのテーマが候補として挙げられており,次回企画委員会において引き続き検討することとされた。
テーマ：「日韓比較労働法研究から見えるもの（仮）」
担当理事：和田肇代表理事（名古屋大学）
テーマ：「高年齢者雇用安定法の新展開（仮）」
担当理事：未定
テーマ：「就労利益の法的保護（仮）」
担当理事：唐津博編集委員長（南山大学）

◆第128回大会について◆
(1) 期日：2014年10月19日（日）
(2) 会場：静岡大学（社会保障法学会と同一会場）
(3) 内容

「労働組合法立法史の意義と課題（仮）」を統一テーマとして大シンポジウムを開催する予定であり，司会として和田肇理事（名古屋大学）等，報告者として竹内（奥野）寿会員（早稲田大学），富永晃一会員（上智大学），中窪裕也理事（一橋大学）等を予定している。

◆第129回大会について◆
(1) 日時・会場：未定
(2) 内容

土田道夫理事（同志社大学）より「労働条件の不利益変更と労働者の同意」をテーマとする提案があり，企画委員会において今後検討することとされた。

4　学会誌について

唐津博編集委員長より，以下の報告がなされた。

(1) 編集委員について，畑中祥子会員が任期満了により奥貫妃文会員（相模女子大）に交代したこと，渡邊絹子会員が任期満了により成田史子会員（弘前大学）に交代したこと，奥田香子会員の任期が2013年9月まで延長となったことが報告された。
(2) 学会誌第121号は学会前に刊行済みであることが報告された。また，2013年秋刊行予定の学会誌第122号については，ミニ・シンポジウム（「職場のメンタルヘルスと法」，「公務における『自律的労使関係制度』の確立の意義と課題」，「貧困と社会保障」），個別報告4本，特別講演，回顧と展望（3本の判例評釈）を掲載する予定であることが報告された。なお，投稿論文はない。また，2014年春刊行予定の学会誌第123号については，大シンポジウム（「債権法改正と労働法」），回顧と展望，追悼文を掲載する予定であることが報告された。
(3) 学会誌第122号以降の逝去会員の追悼文の掲載について，代表理事経験者等，「本学会に対する特別の功労があった者」に該当すると認められる場合には，追悼文を掲載することとし，編集委員長と代表理事が協議の上，この基準に該当するか否かを確認する必要があると認めた場合には理事会に諮ることとする，逝去時に会員であることは必要ない，との方針が，理事会において決定された。

5 日本学術会議について

浅倉むつ子理事より，日本学術会議について以下の報告がなされた。

日本学術会議第164回総会が，4月2日から4日にかけて行われた。今回は，総会で報告・審議された以下の2点について，報告しておきたい。

第一は，本年1月に，日本学術会議が「科学者の行動規範」の改訂版を出したことである。これは2006年にすでに公表された文書ではあるが，その後，研究活動における不正行為が相次いで発生したことを受け，改訂されたものである。したがって，改訂では，不正行為の根絶が強調されているが，同時に，東日本大震災を契機に科学者の責任問題がクローズアップされたことにも関連して，科学的知見が政策形成の唯一の判断根拠ではないこと，科学者コミュニティの助言とは異なる政策決定がなされた場合には，必要に応じて政策立案・決定者に社会への説明を要請する，としている。

第二は，科学研究の基盤を強化するために，優先度の高い大型研究施設や大規模研究計画のあり方について，日本学術会議としての一定の指針を示すことにした，ということである。2012年12月に「大型施設計画・大規模研究計画に関するマスタープラン策定の方針」がまとめられ，2014年春を目途に，マスタープラン2014を策定する作業が開始された。

6 国際労働法社会保障法学会について

荒木尚志事務局長より，以下の報告がなされた。

(1) 第9回アメリカ地域会議は，2013年10月2日から4日の日程で，エクアドル（グアヤキル）において開催される。詳細は以下の通りである。

- 基調報告：Arturo Bronstein（ISLSSL前事務局長，名誉会長）「国際人権法と労働法」
- ワークショップ：国際人権法と労働法（司会：Arturo Bronstein）
- 第1テーマ：雇用差別に対する戦いにおける法学の役割
  ジェネラル・レポーター：Fernando Bolaños（コスタリカ）
- 第2テーマ：労働者の集団的代表：集団的自治と結社の自由の視点から見た法制度の展開
  ジェネラル・レポーター：Emilio Morgado（チリ）
- 第3テーマ：独立自営業者：労働法ルールと制度の拡張的適用
  ジェネラル・レポーター：Mario Pasco（ペルー）
- ラウンドテーブル1：私的・公的年金：労働者にとってのメリットとデメリット

司会：Humberto Villasmil Prieto（ILO）
- ラウンドテーブル２：法的・財政的視点から見た将来の労働者の社会的保護の形態と解決のための提案

司会：Jean Michel Servais（ISLSSL 名誉会長）

(2) 第11回欧州地域会議は，2014年9月17日から19日の日程で，アイルランド（ダブリン）において開催される。テーマは以下の通りである。
- 第１テーマ：労働権と人権
- 第２テーマ：差別に対する法的・非法的救済
- 第３テーマ：代替的紛争処理

その他のテーマは追って決定される。

(3) 第9回アジア地域会議は，2014年6月25日から27日の日程で，韓国（ソウル）において開催される（日程は変更の可能性がある）。テーマは以下の通りである。
- 第１テーマ：労働組合の未来：危機に瀕するストライキ権？
- 第２テーマ：間接雇用：労働市場はどこまで柔軟でありうるのか？
- 第３テーマ：高齢化社会における社会保障法
- ラウンドテーブル：アジアにおける文化的多様性と移民労働者

(4) 第21回世界会議は，2015年9月14日から17日の日程で，南アフリカ（ケープタウン）において開催される。テーマ等は未定である。

7 入退会について

荒木尚志事務局長より，退会者7名・物故者3名および以下の12名について入会の申込みがあったことが報告され，総会にて承認された（50音順，敬称略）。

阿部理香（九州大学大学院），石神啓介（社会保険労務士），今野佑一郎（弁護士），髙橋翔太郎（立命館大学），髙橋奈々（東京大学），田渕守（社会保険労務士），土岐将仁（東京大学），林健太郎（早稲田大学大学院），福岡右武（早稲田大学），洪性珉（京都大学），松田（松宮）和泉（社会保険労務士），峰隆之（弁護士）

また，理事会において，3年以上の会費未納会員であって，2013年2月28日までに納入が無かった5名につき，第119回大会前日理事会での決定事項（学会誌116号195頁参照）に基づき，退会したものとみなすことが承認された旨，報告がなされた。

8　その他
(1)　監事の交代について
　荒木尚志事務局長より，本久洋一監事による監事の辞任の申出が理事会にて承認されたことが報告された。また，荒木尚志事務局長より，後任について，平成24年7月開催の監事選挙の次点が川口美貴会員（関西大学）と川田知子会員（中央大学）の2名であったため，奥田香子選挙管理委員長による抽選により選出することが理事会にて提案され，川田知子会員が選出されたことが報告された。
　以上の措置につき，総会において承認がなされた。
(2)　事務局長の交代について
　荒木尚志事務局長より，事務局長について，2013年8月より2014年7月まで，山川隆一理事（東京大学）に交代することが報告された。
(3)　奨励賞審査委員の交代について
　荒木尚志事務局長より，奨励賞審査委員のうち，浅倉むつ子理事及び毛塚勝利会員が退任し，島田陽一代表理事及び盛誠吾理事（一橋大学）に交代したこと，石田眞理事（早稲田大学），道幸哲也理事（放送大学）及び野田進理事（九州大学）は留任することが報告された。また，奨励賞審査委員長について，野田進理事から盛誠吾理事に交代したことが報告された。
(4)　大会における託児サービスについて
　根本到理事より，第125回大会では，託児サービスを株式会社タスクフォースに依頼し，会員2名の申込みがあったこと，費用の総額は3万5千円であること，学会から2万5千円の補助があったことが報告された。また，第126回大会における託児サービスの実施に向けた調整を今後行う予定であることが報告された。

◆日本労働法学会第126回大会案内◆

1　期日：2013年10月20日（日）
2　会場：一橋大学　国立キャンパス（社会保障法学会とは別会場）
3　大シンポジウム
統一テーマ：「債権法改正と労働法」
司　会：石田眞（早稲田大学），野田進（九州大学）
報告者：第一報告　野田進（九州大学）「総論——労働契約法と債権法との関係性」
　　　　第二報告　新屋敷恵美子（山口大学）「労働契約における合意と債権法改正」
　　　　第三報告　野川忍（明治大学）「約款・事情変更法理と労働契約」
　　　　第四報告　武井寛（甲南大学）「債権法改正と雇用の期間・終了」
　　　　第五報告　根本到（大阪市立大学）「危険負担法理と役務提供契約」
コメンテーター：大村敦志（東京大学）

（以上，敬称略）

日本労働法学会規約

第1章 総則

第1条　本会は日本労働法学会と称する。
第2条　本会の事務所は理事会の定める所に置く。(改正，昭和39・4・10第28回総会)

第2章 目的及び事業

第3条　本会は労働法の研究を目的とし，あわせて研究者相互の協力を促進し，内外の学会との連絡及び協力を図ることを目的とする。
第4条　本会は前条の目的を達成するため，左の事業を行なう。
　1．研究報告会の開催
　2．機関誌その他刊行物の発行
　3．内外の学会との連絡及び協力
　4．公開講演会の開催，その他本会の目的を達成するために必要な事業

第3章 会員

第5条　労働法を研究する者は本会の会員となることができる。
　本会に名誉会員を置くことができる。名誉会員は理事会の推薦にもとづき総会で決定する。
　（改正，昭和47・10・9第44回総会）
第6条　会員になろうとする者は会員2名の紹介により理事会の承諾を得なければならない。
第7条　会員は総会の定めるところにより会費を納めなければならない。会費を滞納した者は理事会において退会したものとみなすことができる。
第8条　会員は機関誌及び刊行物の実費配布をうけることができる。
　（改正，昭和40・10・12第30回総会，昭和47・10・9第44回総会）

第4章 機関

第9条　本会に左の役員を置く。
　1．選挙により選出された理事（選挙理事）20名及び理事会の推薦による理事（推薦理事）若干名

2．監事　2名

　　（改正，昭和30・5・3第10回総会，昭和34・10・12第19回総会，昭和47・10・9第44回総会）

第10条　選挙理事及び監事は左の方法により選任する。
 1．理事及び監事の選挙を実施するために選挙管理委員会をおく。選挙管理委員会は理事会の指名する若干名の委員によって構成され，互選で委員長を選ぶ。
 2．理事は任期残存の理事をのぞく本項第5号所定の資格を有する会員の中から10名を無記名5名連記の投票により選挙する。
 3．監事は無記名2名連記の投票により選挙する。
 4．第2号及び第3号の選挙は選挙管理委員会発行の所定の用紙により郵送の方法による。
 5．選挙が実施される総会に対応する前年期までに入会し同期までの会費を既に納めている者は，第2号及び第3号の選挙につき選挙権及び被選挙権を有する。
 6．選挙において同点者が生じた場合は抽せんによって当選者をきめる。

　　推薦理事は全理事の同意を得て理事会が推薦し総会の追認を受ける。
　　代表理事は理事会において互選し，その任期は2年とする。

　　（改正，昭和30・5・3第10回総会，昭和34・10・12第19回総会，昭和44・10・7第38回総会，昭和47・10・9第44回総会，昭和51・10・14第52回総会，平成22・10・17第120回総会）

第11条　理事の任期は4年とし，理事の半数は2年ごとに改選する。但し再選を妨げない。

　　監事の任期は4年とし，再選は1回限りとする。
　　補欠の理事及び監事の任期は前任者の残任期間とする。

　　（改正，昭和30・5・3第10回総会，平成17・10・16第110回総会，平成22・10・17第120回総会）

第12条　代表理事は本会を代表する。代表理事に故障がある場合にはその指名した他の理事が職務を代行する。
第13条　理事は理事会を組織し，会務を執行する。
第14条　監事は会計及び会務執行の状況を監査する。
第15条　理事会は委員を委嘱し会務の執行を補助させることができる。
第16条　代表理事は毎年少くとも1回会員の通常総会を招集しなければならない。

　　代表理事は必要があると認めるときは何時でも臨時総会を招集することができる。総会員の5分の1以上の者が会議の目的たる事項を示して請求した時は，代表理事は臨時総会を招集しなければならない。

第17条　総会の議事は出席会員の過半数をもって決する。総会に出席しない会員は書面により他の出席会員にその議決権を委任することができる。

第5章　規約の変更

第18条　本規約の変更は総会員の5分の1以上又は理事の過半数の提案により総会出席会員の3分の2以上の賛成を得なければならない。

平成22年10月17日第120回総会による規約改正附則
第1条　本改正は，平成22年10月1日より施行する。
第2条　平成22年10月に在任する理事の任期については，次の通りとする。
　　一　平成21年5月に就任した理事の任期は，平成24年9月までとする。
　　二　平成22年10月に就任した理事の任期は，平成26年9月までとする。
第3条　平成21年5月に在任する監事の任期は，平成24年9月までとする。

学会事務局所在地
　〒113-0033　東京都文京区本郷7-3-1　東京大学法学部
　　　　　　　荒木尚志研究室
　　　　　　　TEL：03-5841-3224
　　　　　　　FAX：03-5841-3224
　　　　　　　e-mail：rougaku@gmail.com

SUMMARY

⟨Symposium I⟩

Industrial Mental Health and Law: Purpose and Summary of the Symposium

Koichi KAMATA
Takenori MISHIBA

In Japan, the number of death due to overwork, mental stress, case of mental ill-health is remaining at a high level. The number of civil law suits over stress-related disease is globally top-level, and many cases affirm liability of employers for negligence concerning wide range of personnel management after Dentsu corporation case found excessive mental workload illegal. Particularly, the fault concerning choice of personnel, education and training, motivation or incentive, job design, weight of responsibility, communication, rapidity and scale of change over working conditions are often found to be negligence.

On the other hand, Japanese Occupational Safety and Health Act has set some procedural provisions and regulations including obligation for employers to assign experts to do the right duties and the basis to authorize the government to make guidelines to deal with those problems, while being aware of trend of civil cases.

At this symposium, we define mental health as "the action for both individuals and organizations to do by themselves and to help those solve the mental problems which lead some limitations in work or daily lives due to physical and mental workload or other factors inside and outside the workplaces", thus try to develop statutory interpretation and legislation theories for that.

We utilize the conception "prevention, intervention, postvention" as the recognition frame, and name the law related to realize the conception "industrial mental health law".

Workers' Mental Health Information and Employers' Duty to Care for Workers' Health

Ikuko MIZUSHIMA

This paper examines the duty of employers to care for their employees' health from the standpoint of workers' health information with regards to mental health cases.

Personal information belonging to workers must be appropriately managed. Mental health information requires greater care. Obtaining workers' mental health information by employers should be restrained, especially be curtailed at the hiring stage. However, they need to obtain mental health information of workers in order to manage employment and to fulfill their duty to pay attention to workers' health / occupational safety. Certainly, they cannot be permitted to demand that workers provide mental health information exceeding the necessary scope; nor can they place employees at an outstanding disadvantage if they refuse to provide the information.

When employers' duty of care for occupational safety is seen from the standpoint of working conditions, it can be divided into two types: the duty to ensure suitable working conditions for all workers, and the duty to change working conditions, reduce labor, etc., based on the conditions of individual workers. To fulfill the latter duty, a worker's health information is essential. However, it is difficult for employers to handle mental health information, even if they are able to obtain, because of the particularities of mental health disorders. The duty of employers for

SUMMARY

workers' safety, which has been developed out of the legal principle of liability for damages, should be established as differentiated duties for employers, as a measure requiring effort.

Legal Issues in the Treatment of Workers with Mental Health Disorders: With a Focus on Logical Review Relating to Leave of Absence

Takeo SAKAI

When mental health disorders are obstructing workers' job performance, issues such as continuation of employment contract and payment of wages will arise. So far, these issues were responded by legal principles regarding leave of absence formed by court cases and theories. It must be added, however, that discussions concerning these legal principles have often been expanded on the assumption that patients are either sick and wounded or suffering from physical disorder. In contrast, mental health disorders have different features from other injuries or illnesses regarding workers' insight, doctors' diagnosis, and disorder recovery and recurrence etc. This article aims to supplement or reconsider conventional legal principles concerning leave of absence while paying attention to the characteristics of mental health disorders.

I The Purpose of This Article
II Issues Concerning Starting or Ending Leave of Absence
  1 Starting Leave of Absence
  2 Ending Leave of Absence
III Issues Concerning Earned Income during a Leave of Absence
  1 Wages

2 The Injury and Disease Allowance / the Temporary Absence from Work Compensation Benefits

Ⅳ The Role and Significance of Interpretation Concerning Treatment

Comparative Study on Industrial Mental Health Law

Takenori MISHIBA

Interests in industrial mental health problems are spreading globally. Also in European countries and the United States, various measures have been taken by applying framework of labor and social security laws.

This study is based on the research funded by Ministry of Health, Labor and Welfare (MHLW), which is implemented by the research group (representative: Mishiba, T.) including 8 jurists and 4 experts in relevant fields. This group has researched legal system related to industrial mental health in 5 European countries and the United States.

As a result, I found the elements -1) individuality, considering individuality, context of each individual and organization, 2) participation and collaboration of experts, 3) multiplicity, 4) flexibility, 5) continuity, 6) humanity, considering individual and organizational psychological characteristics, 7) objectivity, 8) procedural rationality including the elements- are needed in Industrial Mental Health Law.

In each discussion, I set 6 subjects as below.

1) way of legal prevention policy
2) what kind of mental problem is captured in each county's industrial mental health law?
3) which is appropriate for mental health problem, hard law or soft law?

SUMMARY

4) justifiability and validity of psychosocial approach
5) relationship between legal policy for a person who has no work-experience or has only experienced work with special support and the policy for a person who had worked regularly and became sick or ill-health due to work-related stressors or other factors
6) can and should we distinguish measures for mental health problems arising from work-related stressors and those for the problems arising from other private factors in legal policy

《Symposium II》

Significance and Issues of an Autonomous Labour-Employer Relations System for Public Employees: Purpose and Summary of the Symposium

Itaru NEMOTO

This symposium discussed bills of collective labour relations for the civil servants were presented to the Diet and scrapped since then, because their aim was to establish a rapport among the principle of working conditions determined by laws or ordinances and basic labour rights.

First reporter Professor Shimizu explained the general contents of the bills and examined the relationship between the registration system of organizasions (trade unions) and freedom of association. Second reporter Lawyer Okada pointed contents and problems of collective bargaining, collective agreement and compulsory arbitration in the bills. Third reporter Professor Shimoi classified subject matters by laws and by collective agreement under the public service law. After these reporter's speeches, we had significant and argumentative discussions about collective labour relations for the civil servants.

The Establishment of an Autonomous Labour-Employer Relations System for Public Employees and the Reservation of Powers to the Legislative Authority

Satoshi SHIMIZU

The four bills related to the establishment of an Autonomous Labour-Employee Relation System for national public employees were dropped due to the dissolution of the House of Representatives on 16 November 2012, despite sincere and meaningful consultation between the Government and JTUC-RENGO. These bills had the aim of creating a framework in which decisions on the working condition of national public employees can be taken autonomously via labour-employer negotiations, in particular; (1) granting the right to conclude collective agreements to national public employees; (2) establishing the matters to be handled by collective bargaining as well as the procedure thereof and the parties thereof; (3) prohibition and examination of unfair labour practices; (4) procedures for conciliation, mediation and arbitration by the Central Labour Relations Commission.

These bills were an historic first step towards opening the possibility of restoring fundamental workers' rights. But as the same time, these bills gave the room to prevent compliance with collective agreements by the reservation of legislative powers to the legislative authority. This article has the aim of stressing that the parties to collective bargaining should be able to conclude an agreement freely.

SUMMARY

The Adjustment between the Basic Labor Rights of Public Servants and the Statutory Control of Working Conditions: Taking the National Public Labor Relations Bill as Basic Material

Toshihiro OKADA

The recent National Public Labor Relations Bill, while taking the statutory control of working conditions as its premise, attempts to make an adjustment between the basic labor rights of public servants and this statutory control by, among others, recognizing a certain degree of effectiveness in collective agreements. Although this point can be appreciated, the problem is whether the method of the adjustment is appropriate or not.

In this paper, from the viewpoint of an adjustment between the basic labor rights of public servants (the principle of determining working conditions by collective bargaining) and the principle of the statutory control of working conditions, the various provisions of the Bill concerning collective bargaining, collective agreements and dispute settlement are analyzed while making comparisons with those of the current law. Especially the sections thought to attach too high a value on the demands of the latter (the principle of statutory control) are critically reviewed. In addition, since there are parts of the Bill which may set back the basic labor rights of the public servants through an overemphasis on other demands necessitated by matters other than the statutory control, such as equal treatment regarding working conditions and the need to balance the relations among administrative organs, consideration is also given as to whether these demands justify restrictions on basic labor rights. The purpose of this paper is to discuss the appropriate nature of the adjustment between the basic labor rights of public servants and the statutory control of working conditions and other matters through the abovementioned reviews.

Overall, the statutory control of working conditions and so on predominates in the current bill, and issues concerned with the adjustment of such an approach with the basic labor rights of public servants still have to be worked out. In order to sufficiently guarantee the basic labor rights of public servants, it is necessary to define the legal matters demanded by statutory control, and to introduce a mechanism whereby other matters can be largely determined by labor-management negotiations.

Un domaine de la loi ou du règlement établi par l'assemblée délibérante de chaque collectivité territoriale et de la convention collective dans le droit de la fonction publique; au point de vue de la théorie du droit public

Yasushi SHIMOI

I　Introduction

II　Un point de vue de base.
　1　Une compatibilité ou une harmonisation entre un principe de situation statuaire (légale et réglementaire) et une garantie du droit social dans la fonction publique.
　2　Sur le projet de la loi du 2011 portant relation du travail dans la fonction publique de l'Etat et le projet de la loi du 2012 portant relation du travail dans la fonction publique territoriale.
　3　Un domaine nécessaire de la loi et un domaine facultatif de la loi.

Ⅲ　Quel est un domaine nécessaire de la loi ?

Ⅳ　Quel est un domaine facultatif de la loi ?
　1　Un choix ou non de système de la fonction publique fermée ou ouverte.
　2　Une adoption ou non de principe d'adaptation.
　3　Une adoption ou non de principe portant rémunération.

Ⅴ　Conclusion

《Symposium Ⅲ》

Poverty and Livelihood Security — Towards a New Collaboration Between Labor Law and Social Security Law: Purpose and Summary of the Symposium

Makoto ISHIDA

The purpose of this symposiumis to explore new forms of collaboration between labor law and social security law, using the key words "poverty" and "livelihood security." For our purposes, "poverty" is a concept signifying a situation in which people not only have difficulty making ends meet for economic reasons and can no longer maintain a subsistence-level life, but also that they drop out of the standard lifestyle and therefore undergo social deprivation, while "livelihood security" is "a term that links employment and social security," and a concept which signifies the realization of conditions under which employment and social security mesh well with each other, providing people with viable livelihoods.

Around the time of the 2008 collapse of Lehman Brothers and the ensuing economic crisis, in Japan there was a marked decrease in stable employment and a striking increase in non-regular workers, while the poverty of people able to work and people actually having jobs became an issue, as seen in phenomena such as longer periods of unemployment, the persistent population of discouraged workers, and the emergence of the working poor. The emergence of this "new poverty" raised questions about the state of "livelihood security," which is the condition needed for employment and social security to mesh well with each other and give people viable livelihoods.

In other words, in the days when the great majority of workers could get jobs that paid a living wage, as long as employment relations were maintained and the labor law system worked well, workers and their families were guaranteed a stable enough livelihood, and it was only when employment relations were suspended or dissolved that social security kicked in and supplemented their livelihoods. As a result, within people's life cycles, the spheres of employment and social security were thought to be clearly demarcated depending on whether employment relations exist, and to have a mutually complementary relationship, while labor law and social security law differentiated by function into their separate areas. But the emergence of the above "new poverty" shows that we are nearing the end of the era when employment and social security, and labor law and social security law, were sufficient because they stayed in their own spheres and coordinated with one another. An example would be Japan, which is said to have the second-highest rate of working poor after the US. Apparently among households receiving livelihood assistance (welfare), there is a dramatic increase in benefits received by the category "other households," which includes households that are below subsistence level even if they have earned income, meaning that livelihood assistance plays the role of partially subsidizing wages. From the perspective of "livelihood security," which links employment and social security, this situation arguably poses the need for labor law and social security law to transcend their traditional spheres and collaborate in new ways.

SUMMARY

In line with this concern, this symposium first had a general report which, from the perspective of livelihood security, examined the new forms of collaboration between employment and social security which takes into account the dismantling of Japanese-style livelihood security (Professor Taro Miyamoto's Presentation), and then it explored the possibilities for a new collaboration — and the desirable form of that collaboration — between labor law and social security law from the perspectives of each (Professor Yoichi Shimada's Presentation from labor law perspective and Professor Yoshimi Kikuchi's Presentation from social security law perspective).

After the above-mentioned three presentations were made, Professor Susumu Noda and Professor Kosuke Marutani made brief comments from the viewpoints of labor law and social security law respectively. Then, the discussion was open to the floor. The discussions were mainly focused on what a new form of collaboration between labor law and social security law should be and how we could transcend the discrepancies between regular workers and non-regular workers.

Poverty and Livelihood Security: From a Viewpoint of the Labour Law

Yoichi SHIMADA

In Japan, we are faced with the collapse of the livelihood security, which was established during the second half of 20th century. The Japanese livelihood security has supported by the long-term employment security which Japanese enterprises has presented up to now. But, they has taken an enforcement of reducing the scope of the long-term employment security in the cause of changing economic environment. It accounts the factor in the collapse of the livelihood security.

 Consequently, we need to establish the new system of livelihood security. This paper tries to examine the theory of labour law relative to livelihood security, the necessity for cooperation between theory of labour law and that of social security law, and the new design of the livelihood security law from a viewpoint of the labour law.

Poverty and Livelihood Security: From the Viewpoint of Social Security Law

Yoshimi KIKUCHI

I　Introduction

II　Poverty and Livelihood Security

III　Role of Labor Law and Social Security Law
　1　Low Income
　2　Unemployment
　3　Poverty
　4　Summary

IV　Policy Issues
　1　Low Income Workers
　2　The Unemployed and the Poor

V　Legal Ideas of Livelihood Security

SUMMARY

⟨Article⟩

Protection of "Dignity at Work": Focusing on the Protection from Harassment Act 1997 and the Trends Regarding Bullying in the Workplace in the United Kingdom

Hiromitsu TAKIHARA

Bullying in the workplace is a serious problem not only in Japan but also in Europe and the United States. Various solutions have been suggested to resolve bullying in the workplace, however, it is difficult to resolve this serious problem.

In the United Kingdom, the Protection from Harassment Act 1997 (PHA) is the most effective statute for dealing with bullying in the workplace. Of course, the Equality Act 2010 (EA2010) is another option for tackling the problem, although for this statute to apply the harassment must be related to a relevant protected characteristic. The relevant protected characteristics under the EA2010 are age, disability, gender reassignment, race, religion or belief, sex, and sexual orientation. The PHA was a statute originally enacted to address the problems of increasing levels of harassment and stalking, however, the concept of "harassment" under the PHA is very broad. Needless to say, the PHA can also provide protection for victims of bullying in the workplace. One of the main differences between the PHA and the EA2010 is the concept of "harassment". For the EA2010 to apply the harassment must relate to a relevant protected characteristic, but there is no such requirement under the PHA. It is for this reason that the PHA is the most effective statute for dealing with bullying in the workplace.

The Dignity at Work Bill, which emphasized the prevention of and protection from bullying in the workplace, was withdrawn two times, once in 1997 and once in 2003. The reason for this was that Parliament had expected the PHA to be an alternative to the "Dignity at Work Act", especially in relation to bullying in the workplace. The Dignity at Work Bill was therefore not enacted. Due to the decisions in the cases of *Majrowski* and *Green* in 2006, the PHA became a more effective statute for dealing with bullying in the workplace. The PHA has come to be recognized as a statute which protects people's Dignity at Work. However, there are still a number of organizations that are calling for the enactment of the "Dignity at Work Act". "Dignity at Work" is becoming an important legal concept in the United Kingdom, in relation to dealing with bullying in the workplace, and also when considering equality and mutual trust and confidence. It is a necessary concept, in particular, in order to prevent psychiatric injury by bullying in the workplace.

In relation to bullying in the workplace, if Japan was looking to draw lessons from the United Kingdom, the Dignity at Work Bill, although twice rejected by Parliament, would be significant. This is because, Japan already has a concept of dignity, and there is no legislation currently in place to prevent bullying in the workplace.

Restructuring and Transfer of an Employment Relationship: An Analysis of the German System for Legal Reguration

Fumiko NARITA

This paper makes an analysis of the German system for transfer of employment relationships in the event of restructuring. Restructuring, in particular a transfer of business and corporate divestiture, has great impact on the rights of employees and the contract of employment. In

SUMMARY

Germany, the employment relationship is automatically transferred in the event of a transfer of undertaking or business under the Civil Code (Article 613a). In this case, there is no need for agreement among the transferor, transferee and the employees of the undertaking or business. The rules for transfer of employment relationships in the event of corporate divestiture are laid down in Umwandlungsgesetz (Article 324. 323 paragraph 2). It is important for Japanese systems to examine the legislative history, purpose, and legal effects of the German system.

I Introduction

II German System
  1 Transfer of Business
  2 Corporate Divestiture

III Conclusion
  1 Legal Regulation
  2 Analysis

Gleichbehandlung von Arbeitnehmern im Lohnbereich: Einstellung auf arbeitsrechtlichen Gleichbehandlungsgrundsatz in Deutschland

Yuko SHIMADA

I Einleitung

II Arbeitsrechtlicher Gleichbehandlungsgrundsatz in Deutschland
  1 Ursprung und Inhalt des arbeitsrechtlichen Gleichbehandlungs-

grundsatzes
2 Prüfungsvorgehen vom arbeitsrechtlichen Gleichbehandlungsgrundsatz im Lohnbereich
  (1) Lage der Rechtsprechung bis 1970er Jahren
  (2) Festlegung des Prüfungsvorgehen vom BAG ab 1980
  (3) Änderung der Tendenzvon Rechtsprechung des BAG ab 2000
  (4) Hintergründe des Änderung
  (5) Aussicht vom arbeitsrechtlichen Gleichbehandlungsgrundsatz
3 Gleichbehandlungsgrundsatz als Inhaltskontrolle des Arbeitsvertrags in kollektiver Beziehung

Ⅲ Hinweise zum japanischen Recht
  1 Gleichbehandlung von Arbeitnehmern als allgemeine Inhaltskontrolle des Arbeitsvertrags
  2 Unterschiedliche Behandlungen wegen der Teilzeitarbeit sowie Befristung des Arbeitsvertrages und Gleichbehandlung der Arbeitnehmer als allgemeine Inhaltskontrolle des Arbeitsvertrags

編集後記

◇ 本号は，2013年5月19日に鹿児島大学において開催された第125回大会におけるミニシンポジウムと個別報告を中心に構成されている。ミニシンポジウムでは，職場のメンタルヘルスと法，公務における「自律的労使関係制度」の確立の意義と課題，貧困と生活保障——労働法と社会保障法の新たな連携，の3つがテーマとして取り上げられた。いずれも重要な今日的課題を取り上げたものであり，報告およびシンポジウムでの活発な議論の結果が示されている。個別報告では，イギリス法を素材としたハラスメントに関する比較法研究，ドイツ法を素材とした企業組織再編や平等な賃金支払いに関する比較法研究が報告された。

◇ 角田邦重会員の特別講演は，「私の研究遍歴——労働者の人格権をめぐって」と題して，労働法を取り巻く時代環境とその変化との関係から，戦後労働法の諸課題から新しい課題としての労働者の人格権をめぐる問題までを振り返られたもので，大変有益な内容であった。回顧と展望では，最近の重要な最高裁判決2件と地裁判決1件を取り上げた。

◇ 本号の刊行スケジュール等から，執筆者の方々には，短期間でのご執筆や限られた字数内でのご執筆など，種々のご無理をお願いし，ご協力いただいた。また，村中孝史査読委員長および査読委員の先生方には短期間での査読についてご無理をお願いすることになったにもかかわらず，迅速に対応していただいた。さらに，唐津博編集委員長からは心強いサポートをしていただき，法律文化社の小西英央氏にもこれまでと同様にお世話になった。この場を借りて，皆様に心より感謝申し上げたい。

(奥田香子／記)

《学会誌編集委員会》
唐津博（委員長），阿部未央，天野晋介，石田信平，大木正俊，奥田香子，奥貫妃文，藤内和公，富永晃一，戸谷義治，成田史子，畑井清隆，春日吉備彦（2013年9月現在）

職場のメンタルヘルスと法
公務における「自律的労使関係制度」の確立の意義と課題
貧困と生活保障

日本労働法学会誌122号

2013年10月10日　印　刷
2013年10月20日　発　行

編 集 者　日本労働法学会
発 行 者

印刷所　株式会社　共同印刷工業　〒615-0052 京都市右京区西院清水町156-1
　　　　　　　　　　　　　　　　　電　話　(075)313-1010

発売元　株式会社　法律文化社　〒603-8045 京都市北区上賀茂岩ヶ垣内町71
　　　　　　　　　　　　　　　電　話　(075)791-7131
　　　　　　　　　　　　　　　Ｆ Ａ Ｘ　(075)721-8400

2013 © 日本労働法学会　Printed in Japan
装丁　白沢　正
ISBN978-4-589-03546-2